全国高等院校医学实验教学规划教材

核医学实验教程

主　编　孟庆勇　黄定德

副主编　徐美奕　彭志平　秦永德

编　委　（按姓氏笔画排序）

王明华（贵阳医学院）

牛发良（河北北方学院）

卢汉平（中山大学）

孙俊杰（蚌埠医学院）

李贵平（南方医科大学）

陈　昱（福建医科大学）

孟庆勇（广东医学院）

秦永德（新疆医科大学）

徐美奕（广东医学院）

黄定德（第三军医大学）

彭志平（重庆医科大学）

廖永华（广州医学院）

廖新华（第三军医大学）

科学出版社

北　京

内 容 简 介

本书以参加编写的高等院校原核医学实验教材为蓝本,结合目前核医学的发展趋势,吸纳先进的理论和技术编写而成。它不仅集中了参加编写的高等院校教师多年从事核医学教学的经验和体会,而且采用核医学先进方法设计出各种实验项目。为了培养学生的综合素质和创新精神,在过去实验教材强调的经典实验基础上,增加了综合性实验和创新性实验。本教材注重将核医学技术应用于医学领域,并力求解决实际问题。在选择核医学方法和技术时,坚持全面和重点相结合的原则。

本书供高等院校医学及相关专业学生作为教材使用,也可供相关人员在研究、工作中参考。

图书在版编目(CIP)数据

核医学实验教程 / 孟庆勇,黄定德主编 . —北京:科学出版社,2010. 9
(全国高等院校医学实验教学规划教材)
ISBN 978-7-03-028631-4

I. 核… II. ①孟… ②黄… III. 原子医学-实验-医学院校-教材 IV. R81-33

中国版本图书馆 CIP 数据核字(2010)第 158642 号

策划编辑:周万灏 李国红 / 责任编辑:秦致中 周万灏 / 责任校对:何艳萍
责任印制:徐晓晨 / 封面设计:黄 超

科学出版社 出版
北京东黄城根北街 16 号
邮政编码:100717
http://www.sciencep.com

北京京华虎彩印刷有限公司 印刷

科学出版社发行 各地新华书店经销

*

2010 年 9 月第 一 版 开本:787×1092 1/16
2014 年 7 月第三次印刷 印张:8
字数:179 000

定价: 18. 00 元

(如有印装质量问题,我社负责调换)

总　序

随着21世纪经济与社会的发展，科学技术既向纵深发展、不断分化，又互相渗透、不断融合；同时，新兴学科与边缘学科的兴起、新技术的应用、信息量的剧增，对医学的发展产生了重大而深远的影响，这些必将促进医学教育的全面改革。实验教学作为高等教育的重要组成部分，是学生实践能力和创新能力培养的重要途径，其重要性已受到越来越广泛的关注。

目前，传统实验教学模式仍占主导地位，存在不少弊端和不足：以学科为基础构建的课程体系，忽略了生命科学的整体性、系统性；学科体系繁多，相互孤立，学科间联系不够；实验室分散，功能单一，设备重复购置，资源浪费，效率低下，调配困难；实验教学内容陈旧，手段落后，方式老化，实验内容以验证理论为主，缺少现代医学实验内容；医学生学习的积极性、主动性不强。这些明显滞后于现代医学的发展，影响教学质量，不利于大学生创新意识和实践能力的培养，难以培养出高素质、创新型的医学人才。如何改革传统的实验教学模式，培养具有创新精神、知识面广、动手能力强的新型医学人才，已成为当务之急。教育部、卫生部《关于加强医学教育工作，提高医学教育质量的若干意见》（教高〔2009〕4号）明确提出"高等学校要积极创新医学实践教学体系，加强实践能力培养平台的建设。积极推进实验内容和实验模式的改革，提高学生分析问题和解决问题的能力"，进一步明确了医学实验教学的重要性和改革的必要性。根据教育部精神，要对传统医学实验教学模式进行改革，最大限度地整合有限资源，优化重组教学实验室，依托相关学科优势，与学科建设相结合，构建开放共享的实验教学中心，力求突出和贯彻执行教育部提出的"三基"、"五性"和注重实用性的要求，以培养学生的探索精神、科学思维、实践能力和创新能力。构建新型的医学实验教学体系，要求我们从根本上改变实验教学依附于理论教学的观念，理论教学与实验教学要统筹协调，既有机结合又相对独立，建立起以能力培养为主线，分层次、多模块、相互衔接的实验教学体系。

以教学内容和课程体系改革为核心、培养高素质、创新型人才为目标，科学整合实验教学内容，打破既往学科框架，按新构建的科学体系，编写适合创新性实验教学体系的配套实验教材已显非常迫切。在科学出版社的大力支持下，《全国高等院校医学实验教学规划教材》编委会以广东医学院为主体，协同重庆医科大学、中山大学等全国33所高等医药院校相关专业的167名专家、教授共同编写了这套实验教学系列教材。全系列教材共26本，分别是《医学物理学实验》、《医用基础化学实验》、《医用有机化学实验》、《系统解剖学实验》、《医学机能学实验教程》、《病原生物学与医学免疫学实验》、《生物化学与分子生物学实验指导》、《病理学实习指南》、《计算机应用基础上机与学习指导》、《预防医学实习指导》、《卫生统计学实习指导》、《流行病学实习指导》、《临床营养学实习指导》、《营养与食品卫生学实习指导》、《毒理学基础实验指导》、《环境卫生与职业卫生学实习指导》、《健康评估实验指导》、《护理学基础实验指导》、《内科护理学实验指导》、《外科护理学实验指导》、《妇产科护理学实验指导》、《儿科护理学实验指导》、《药理学实验教程》、《药学实验指导》、《临床免疫学检验实验》、《核医学实验教程》。

本系列实验教学规划教材是按照教育部国家级实验教学示范中心的要求组织策划，根据专业培养要求，结合专家们多年实验教学经验，并在调研当前高校医药实验室建设的实际情况基础上编写而成，充分体现了各学科优势和专业特色，突出创新性。同时借鉴国外同类实验教材的编写模式，力求做到体系创新、理念创新。全套教材贯彻了先进的教育理念和教学指导思想，把握了各学科的总体框架和发展趋势，坚持了理论与实验结合、基础与临床结合、经典与现代结合、教学与科研结合，注重对学生探索精神、科学思维、实践能力的培养，我们深信这套教材必将成为精品。

本系列实验规划教材编写对象以本科、专科临床医学专业为主，兼顾预防、基础、口腔、麻醉、影像、药学、中药学、检验、护理、法医、心理、生物医学工程、卫生管理、医学信息等专业需求，涵盖全部医学生的医学实验教学。各层次学生可按照本专业培养特点和要求，通过对不同板块的必选实验项目和自选实验项目相结合修选实验课程学分。

由于医学实验教学模式尚存在地区和校际间的差异，加上我们的认识深度和编写水平有限，本系列教材在编写过程中难免存在偏颇之处，敬请广大医学教育专家谅解，欢迎同行们提出宝贵意见。

《全国高等院校医学实验教学规划教材》编写指导委员会

2010 年 6 月

前　言

本书以参编院校原自编的核医学实验教材为蓝本,结合目前核医学的发展趋势,吸纳先进的理论和技术编写而成。它不仅集中了参编院校多年从事核医学实验教学的经验和体会,而且采用目前核医学所应用的先进方法,设计出各种实验项目。为了培养学生的综合素质和创新精神,我们在过去实验教材强调基本实验和经典验证性实验的基础上,增加了综合性实验和创新性实验。本书分为三篇,第一篇为经典验证性实验,根据理论教材的章节所涉及的内容分章节地设计经典验证性实验项目,主要是巩固学生学习的理论知识和培养学生的实践动手能力;第二篇为综合性实验,是将理论教材各章节的内容融会贯通,根据内容的相关性设计实验项目,目的是培养学生综合运用所学知识、分析和解决问题的能力;第三篇为创新性实验,是根据学生已经掌握的理论和技术,教师提出问题并引导学生自行设计和完成具有探索性的实验项目,以培养学生的创新能力。为了继承和发扬过去实验教材与理论课讲授联系紧密的特点,我们将第一篇分为六章,分别为核物理基础知识、电离辐射防护基本知识、放射性测量、放射性核素标记化合物、放射性核素示踪技术和体外放射分析。目的是将相关内容的实验分列到相应的章,使实验教程内容与理论教材相互对应,便于学习。通过篇章的这种创新性设计,我们不仅保留了过去实验教材传统模式的优点,而且为综合性实验和创新性实验的设计开辟了新的空间。每个实验项目含有下面几项或全部内容,即实验目的、实验原理、实验器材、实验方法、实验结果、实验计算、注意事项和思考题等。

本教材注重将核医学技术应用于医学领域,并力求解决实际问题。根据临床医学对疾病诊断、治疗、预防和健康评价的需要,我们对教材内容的选择原则不仅坚持三基(基础理论、基本知识、基本技能)和五性(思想性、科学性、先进性、启发性、实用性),而且在选择核医学方法和技术时,实行全面和重点相结合。全面是指将核医学常用的放射性核素示踪技术、放射免疫分析和免疫放射分析等方法编入书中,同时增加了电离辐射防护的实验项目,使学生通过实验项目全面熟悉核医学所应用的技术;重点是指对于核医学所涉及的示踪技术和放射免疫分析等重点内容设计出更多的实验项目,并配备较多的实验类型,使学生通过丰富的实验内容掌握老师讲授的重点内容。

为了突出教材理论联系实际的效果,编写人员均来自教学第一线,他们将教学中亟待解决的问题融入实验教材的编写过程中,根据学科发展和目前核医学的实际情况对过去自编教材的相关内容进行了增加和删除。尤其关注反映本学科的发展和临床常用的技术,使学生掌握这些技术后,将来能在临床诊断和治疗中发挥重要作用。

在全体编委的共同努力下,我们力求完美、开拓创新、概念准确、语言流畅、保证质量,但是可能仍然有不少缺点和错误,殷切期望读者给予批评指正,我们将不断改进和完善。

本教材得到科学出版社、广东医学院以及其他参编院校领导和老师的大力支持,在此表示衷心的感谢!

孟庆勇 黄定德

2010 年 5 月

目　录

第一篇　经典验证性实验

第二篇　综合性实验

第三篇　创新性实验

第一篇　经典验证性实验

第一章　核物理基础知识

实验一　常用的核医学仪器介绍和演示

凡是在医学中用以探测和记录放射性核素释放射线的种类、数量、能量和其随时间变化以及在空间分布的仪器，称为核医学仪器。

【实验目的】

了解核医学常用仪器的基本原理和用途。

【实验原理】

核医学仪器的种类很多，但其基本原理都是以射线与物质相互作用为基础进行设计和制造的。①电离：射线引起物质电离，产生相应的电信号，收集和计量这些电信号即可测出放射性核素的放射量；②激发：射线通过能量传递而激发荧光物质，并在退激过程中发出荧光，再通过光电倍增管产生电信号，从而测得射线的性质或数量；③感光：射线可以使感光材料形成潜影，经显影、定影处理后，在感光材料上形成黑色颗粒沉淀，显示出黑影，根据黑影的有无和灰度，对在组织器官或样本中的放射性做出定位和定量的探测。

【实验器材】

电离室型探测器、塑料闪烁计数器、个人剂量监测仪器、工作场所辐射监测仪器、胶片剂量计、个人剂量笔、热释光监测仪器、全身计数器、乙丙辐射仪、α 和 β 表面污染监测仪、低能 γ 表面污染测量仪、X 和 γ 剂量仪器、γ 闪烁计数器、液体闪烁计数器、甲状腺功能仪、肾功能测定仪、γ 照相机、单光子发射型计算机断层仪和正电子发射型计算机断层仪等。

【实验方法】

根据实验室拥有仪器和设备的情况，介绍常用的核医学仪器。按照核医学仪器用途，大致可分为：

1. 计量用核医学仪器　用于放射性活度测量的计量仪器称为活度计。它可用于测量放射性核素的放射性活度。活度计分为电离室型探测器和塑料闪烁计数器两类。它们适用于能量范围在 25KeV～1.3MeV 的 γ 射线和大于 0.3MeV 的 β 射线，量程一般为 3.7KBq～37GBq。

2. 计数用核医学仪器　在医学研究和临床检验中，用于对血、尿、组织等被检样品中的放射性进行测量的仪器，称为计数用核医学仪器。

(1) γ 闪烁计数器：为核医学中最常用的放射性测量仪器之一。主要用于测量样品 γ 射线的相对计数。这类测量仪大都配有计算机，具有自动换样、数据记录、打印和数据处理等功能。例如γ免疫计数器,配有专用计算机软件,可以进行放射免疫分析的比值计算、函数拟合、数据处理。

(2) 液体闪烁计数器:主要用于样品β射线的测量,特别是低能β射线的相对计数测量。

3. 放射性剂量仪器 对个人或工作场所的辐射剂量进行监测的仪器,称为放射性剂量仪器。它分为个人剂量监测仪器和工作场所辐射监测仪器。前者包括胶片剂量计、核乳胶剂量仪、个人剂量笔、热释光监测仪器和全身计数器等;后者包括乙丙辐射仪、α和β表面污染监测仪、低能γ表面污染测量仪、X和γ剂量仪器。

4. 诊断用核医学仪器 在临床核医学工作中,主要用来对被检测者脏器功能或脏器显像的检查。如功能测定仪、γ闪烁照相机、SPECT、PET等。

(1)脏器功能测定仪:临床常用的核医学诊断仪器之一。它能从体表测量放射性核素在脏器中随时间变化的动态过程,以判断脏器功能和血流量的状况。主要由闪烁探测器连接计数仪和记录器组成。

1) 甲状腺功能仪:用于甲状腺对放射性碘摄取率的测量。

2) 肾功能测定(肾图)仪:使用双探头计数仪,分别测定放射性药物在双侧肾脏的过滤排泄过程,将放射性计数随时间的变化绘制成图,反映肾脏的血供、功能及上尿路的通畅情况。

(2) 核素脏器显像仪:记录并显示放射性核素在体内脏器中的分布,以对该脏器的解剖、生理功能有无异常做出判断的核医学仪器。当前常用的有γ照相机、单光子发射型计算机断层仪、正电子发射型计算机断层仪等。

1) γ照相机:对体内脏器中的放射性核素分布进行一次成像,并可作动态观察的核医学仪器。它主要由闪烁探测器、电子学线路及显示记录装置三部分组成,并配有多种附加设备,如功能测定仪、心电图控制的门电路装置、双放射性核素分析器等。它现已逐步被单光子发射型计算机断层仪(SPECT)取代。

2) 单光子发射型计算机断层仪:γ照相机只能显示二维图像,SPECT不仅能显示二维平面图像,更主要的是还能通过图像重建技术给出脏器的断层图像。主要由γ照相机和计算机两部分组成,γ照相机可以在计算机控制下绕人体旋转360度,而且它的技术性能和精度要高于普通γ照相机;计算机部分的任务是用于核医学数据和图像处理分析。

3) 正电子发射型计算机断层仪(PET):是一种通过示踪原理,以解剖结构方式显示体内生化和代谢信息的影像技术,主要优点如下:①符合探测不需准直器,计数效率明显提高;②由于计数效率和探测方式的进步,空间分辨力明显提高;③高能γ线穿透力强,符合探测要求,有助于克服衰减,可以保证定量分析的准确;④容积探测是真正3D探测技术;⑤多种参数、多方式、多种放射性药物的灵活性,具有永无止境的发展潜力;⑥用生理性核素示踪,是目前唯一可以在活体分子水平完成生物学显示的影像技术。目前较成熟的PET临床检查主要集中于肿瘤、心脏和脑3个领域。

【注意事项】

(1) 通过实际操作或者演示等形式讲解核医学仪器的功能和用途。

(2) 高级精密仪器以教师演示为主,学生实际操作为辅。

(3) 在实际介绍仪器的性能和作用时,也可以播放事先准备好的仪器正常检测样品的录像片,提高学生对仪器的感性认识。

实验二　放射性核素半衰期的测定

【实验目的】

掌握盖革计数器测定放射性核素半衰期的原理和方法。

【实验原理】

不稳定的原子核会通过多种衰变方式，不断减少原来母核（father nuclei）的数量逐渐增大核的稳定性。即含放射性核素物质的放射性活度随时间增长而减弱。因此，由探测器测得样品的计数率与时间呈指数衰减的规律。

$$n(t) = n_0 e^{-\lambda t} \tag{1-1-1}$$

式中，n_0 是 t 为 0 时的放射性活度；λ 为放射性核素的衰变常数，它是放射性核素的一个重要特征常数，可以作为核素的"指模"而对其进行识别。与衰变常数相关的另一个重要参数是半衰期，即使放射性物质的放射性活度减小一半所需要的时间，常用 $T_{1/2}$ 表示。

$$T_{1/2} = \ln 2/\lambda$$

由探测器测得的计数率随时间变化的数学关系式又可简单地表示为：

$$n(t) = n_0 \left(\frac{1}{2}\right)^{\frac{t}{T_{1/2}}} \tag{1-1-2}$$

【实验器材】

圆柱型盖革计数管 1～2 支、测量架、FH463B 定标器（带高压电源）1 台、未标明核素名称的标准放射源溶液 1 瓶、托盘 1 只、滤纸、镊子、移液管等。

【实验方法】

1. 放射源的制作　在托盘上，向贴在有机玻璃板上的滤纸中央滴数滴放射性溶液。稍放置，待溶液完全被滤纸吸牢并基本干燥后，用镊子将吸有放射性物质的滤纸放到准备好的干净滤纸上。

2. 样品测量　在测量仪器的本底计数率之后，将自制的放射源放在计数管的正下方，每隔 10 分钟测量一次样品的计数率。

3. 半衰期计算　利用半对数坐标纸或者计算机的 Excel 整理数据，画出曲线，代入公式（1-1-2）计算半衰期。

4. 对样品中的放射性核素的判定　根据半衰期的测量结果，通过查阅相关资料，判定放射性溶液中所含的放射性核素。

【实验结果】

下面给出实验数据记录表格的基本式样，可根据需要自行添加或改变（表 1-1-1）。

【实验记录】

实验日期：________年______月______日________室温：____________

工作电压 U=________V；本底计数率=________cpm

表 1-1-1 放射性核素半衰期的测定数据记录表

测量次数	1	2	3	4
总计数 N				
计数时间 t(min)				
计数率				
净计数率				

【注意事项】

(1) 计数管避免工作在接近放电区的高电压下,而且不能将高压的极性接反。

(2) 在制备放射性样品的过程中,应该严格按照放射性物质操作要求,用镊子挟持,并戴手套操作。特别要注意不能让放射性溶液溅射在托盘之外。

(3) 测量完毕后,要把样品放入塑料袋内。

(4) 在测量自制放射源的半衰期实验中,更要注意不能让开放性的放射性物质溅落在测量架上或者托盘以外。

(5) 无论发生什么问题都要及时报告教师,不得自行处理。

(6) 在所有测量过程中,要尽量保证除变动的条件外,其他的测量条件要尽量保证不变。

【思考题】

通过本实验,你认为要通过半衰期的测定比较准确地判定未知放射性核素,应该注意些什么问题?

第二章 电离辐射防护基本知识

实验一 开放型放射性实验室安全操作规程

无论是实验核医学、检验核医学,还是临床核医学均要使用开放型放射性核素及其标记化合物。因此,核医学实验室属于开放型放射性工作场所,除遵守普通实验室的规则之外,还需要遵守如下操作规程。

【实验目的】

(1) 熟悉国家颁布的相关放射防护规定。

(2) 掌握放射性污染和废弃物的处理方法。

【实验原理】

1. 实验操作初

(1) 认真学习并熟悉国家颁布的"放射防护规定"或工作单位根据"放射防护规定"制定的"实验室安全操作规程"。

(2) 实验室内应通风 5~10 分钟,并穿戴好与操作放射性核素剂量及方式相适应的个人防护用品(如实验服、鞋、帽、口罩、手套等),才能进入实验室。

(3) 与实验无关的物品,如书籍、纸张和书包等应放在办公室或卫生通过间的衣柜中,严禁携入实验室。

(4) 对操作的放射性核素及其标记化合物(药物)的性质、化学状态、毒性、放射性活度、比活度、放射性浓度等参数应有确切的了解,并熟悉实验操作性质、流程及相应的防护措施。

2. 实验操作中

(1) 操作活性较高的放射性物质必须戴好手套,并在铺有吸水纸的搪瓷盘内进行。严禁戴手套任意触摸非放射性的仪器、设备、物品等。

(2) 将放射性液体物质从一个容器转移至另一容器时,通常应采用吸管、注射器、加样器等工具,只有在放射性物质的比活度很低时,才允许使用倾倒法。用吸管、移液管转移液体时,分别用乳胶头、洗耳吸球产生管内负压再吸取,严禁用口吸取;当需要精确转移一定量的放射性物质,且用刻度移液管作工具时,应采用减量法。用倾倒法时,操作要谨慎,严防溶液溅洒。

(3) 凡是对放射性溶液进行加热、蒸发、烘干和研磨时,必须注意以下问题:

1) 应在通风柜内进行。

2) 溶液体积不得超过容器体积的 1/3~1/2。

3) 热源可用红外灯、电炉、煤气灯等,但容器不可与热源直接接触,热源与容器之间应使用石棉网隔开。

4) 加热应缓慢进行,以防止加热过程中溶液飞溅和容器爆裂。

5) 对高比活度的放射性溶液进行上述操作时,只能在红外灯、水浴、电热器中进行,并在盛有放射性溶液的器皿外加上保护装置。

6) 研磨操作应在具有盖子的研磨器内进行。操作人员必须戴口罩,通风柜暂停抽风。

(4) 进行放射性物质的固液分离操作时,对于沉淀量少且不需对沉淀进行转移时,通常使用离心法;对于体积大、沉淀量多或需要转移沉淀时,应采用过滤法。用过滤法时,应注意防止滤纸及容器表面对微量放射性物质的吸附而引入误差。使用抽滤泵抽滤时,必须使用具有缓冲瓶和气体吸收的装置,以防止放射性物质被直接抽入泵内。

(5) 工作人员皮肤暴露部位有伤口时,原则上应停止放射性操作,如有急需应做好防护措施后才可进行。

(6) 操作中产生的放射性废物应按指定的容器存放,严禁乱扔、乱弃。

(7) 实验中发生放射性事故(器皿破碎,放射性液体泼、洒、漏,人员或台面、仪器设备被污染,放射性物质丢失等),应立即报告并及时做出相应处置。

3. 实验操作后

(1) 收拾整理好实验用品,按放射性和非放射性物品分类收集,不得混放以免交叉污染。

(2) 放射性污染的物品(手套、器皿、器械等)应彻底清洗至接近本底水平。

(3) 实验室内的放射性废物应指定地点集中存放,不得与非放射性杂物、垃圾混杂,严禁乱丢、乱放、乱倒、乱埋。

(4) 实验场所应做好清洁卫生工作;个人防护用品按指定位置放置;关好水、电、门窗。

(5) 工作人员离开实验室前必须用清洁用品(肥皂等)彻底洗手,并经放射性监测达到本底水平后方可离开实验室。

【实验方法】

1. 放射性污染的去除

(1) 污染发生:核医学实验室发生放射性污染通常有两种情况,一是在操作过程中使用的容器、器皿、器械、器材等被放射性物质污染;二是发生放射性物质飞溅、泼洒、滴漏、容器爆裂等放射性事故造成台面、地面、人体表面、仪器设备等污染。

(2) 污染性质:污染物与物体表面接触后,视物体表面与污染物本身的性质不同,分别有三种结合方式:化学结合、物理吸附和机械附着。三种结合方式的结合牢度除了与结合性质、物体表面光洁程度有关外,还与接触时间密切相关。通常是化学结合>物理吸附>机械附着;物体表面光洁的材料被污染的程度<表面粗糙材料;接触时间越长被污染越重,也较难彻底去污。

(3) 去污方法

1) 实验室内常用的去污剂

酸类:2~3mol/L HCl、HNO_3、H_3PO_4。

碱类:10%NaOH、肥皂、洗衣粉、Na_3PO_4。

氧化-还原剂类:1%$KMnO_4$-$H_2C_2O_4$(饱和)溶液,H_2O_2-草酸溶液。

络合剂类:EDTA-Na 盐溶液、柠檬酸钠溶液、草酸溶液及 NaAc-HAc 溶液等。

2) 常规方法:根据被污染物的类型选用去污方法。

A. 手套、皮肤的去污:手套受到污染时,用镊子挟住棉球醮取 2~3mol/L HNO_3(或 HCl)或 10%柠檬酸溶液擦洗污染处,再用水冲洗,并用肥皂水再洗 3 次。若仍未将污染清除干净,可将手套浸入上述溶液中浸洗。当手、皮肤受到污染,可用温水、肥皂清洗 5 分钟。

污染较严重,上述去污染措施效果不佳时,可用多种络合剂或稀 HCl 擦洗。

B. 玻璃器皿的去污:先用镊子挟住干棉球或吸水纸吸干放射性液体,再用棉球醮取 HNO_3 或 HCl 擦洗污染处,反复 3~4 次,之后用水冲洗。若器皿体积较小可直接浸入酸或络合剂中浸泡一定时间后捞起,再用水冲洗。对于严重污染的器皿,严禁在酸处理前就用水冲洗,避免污染面积扩大。

C. 金属用具的去污:基本方法与玻璃器皿的去污法相同。为了防止酸对金属的腐蚀,不锈钢只能用稀 HNO_3,不能用 HCl、H_2SO_4;铝制品则用稀 HCl 或 H_2SO_4。

D. 地面、台面的去污:少量放射性物质泼洒或散落到地面、台面时,对于放射性液体,要用镊子挟住棉球或吸水纸将污染液吸干;若是粉末,可先在粉末上滴少量水润湿后用棉球、吸水纸收集,再用洗涤剂擦洗。擦洗过程中,避免污染范围扩大,即应该由污染源的外缘向内擦洗,待污染处接近本底水平时才能用大量水冲洗。用过的棉球、吸水纸不得乱丢乱放,要当作放射性废物处理。

2. 放射性废物处理

(1) 短半衰期放射性废物的处理:集中放置(末次收集的时间作起始记录)7~10 个半衰期,经测定达到国家规定的排放标准后,可直接排放;比活度很低的废液亦可用水稀释至符合排放标准后直接排放。

(2) 中、长半衰期放射性废物的处理:固态放射性废物的处理原则是将这类放射性废物的体积缩小,由低比活度转变为高比活度后进行固化专贮;液体放射性废物通过沉淀剂(如 $Fe(OH)_3$ 或 $Fe(OH)_2+MnO_2$)或离子交换树脂处理浓缩后的残液经测定后,或经水稀释至符合国家排放标准后可直接排放;对于低比活度的防护手套、棉球、纸张及动物尸体等,可用化学试剂腐蚀,或在专门的焚烧炉内烧毁,产生的烟气经后处理装置处理达到排放标准直接排入大气,并经空气进一步稀释。产生的高比活度灰烬收集后固化专储。

要求实验室内安排有放射性废物存放间;放射性废物按其半衰期分类收集,分别存放;尽可能减少放射性废物的产生量;对易腐败变质的放射性废物应做防腐处理后存放;对存放的放射性废物应有详细记录和醒目标志;管理人员变动应将实验室内暂存的放射性废物纳入移交。

实验二　外照射的防护方法

电离辐射对人体将产生外照射,对外照射防护的基本方法有:

1. 控制放射源的质和量　根据辐射防护的最优化原则,在不影响工作质量的前提下,使用任何电离辐射源时,都应尽量取用电离能力小和放射性活度低的放射源,称为用量防护。

2. 控制受照时间　①在保证工作质量的前提下,尽量减少在放射源周围停留的时间;②提高操作技能以便缩短工作时间,为此应先做空白实验(冷实验),用以提高操作技能和速度;③若放射性活度过大,工作时间又无法缩短时,应依据职业人员接受日平均当量剂量限值,采用多人轮流操作以分散辐射剂量对工作人员的照射,称为时间防护。

3. 增加放射源与所关心点的距离　采用远距离操作器械。如用机械手、自控机器人或闭路电视工作,称为距离防护。

4. 设置屏蔽物　在放射源与职业人员工作处之间设置对射线吸收性能好的屏蔽物而

减少射线对人体的照射,称为屏蔽防护。

【实验目的】

(1) 掌握外照射的防护原则和方法。

(2) 熟悉 γ 剂量仪的使用方法。

【实验原理】

在同一位置、测量相同的时间和采用同一放射性测量仪对放射性核素进行测量,计数率的大小取决于放射性核素的量,用量越大,计数率越高;在同一位置、采用同一放射性测量仪、对等量和相同的放射性核素进行测量,计数率的大小取决于测量时间,测量时间越长,计数率越大;采用同一放射性测量仪、测量相同的时间、对等量和相同的放射性核素进行测量,计数率取决于放射性核素距离放射性测量仪的远近,距离放射性测量仪越近,计数率越大;在同一位置、测量相同的时间、采用同一放射性测量仪、对等量和相同的放射性核素进行测量,计数率的大小取决于放射性核素与放射性测量仪之间是否有屏蔽物以及屏蔽物的质和量,屏蔽物越厚、密度越大,计数率越高。

【实验器材】

(1) γ 剂量仪。

(2) ^{125}I-NaI、塑料试管、加样枪头、加样器。

(3) 计时器。

【实验方法】

1. 不同比活度的放射性核素对放射性测量的影响 根据表 1-2-1 加样,并将测量结果填入表 1-2-1 的相应空格内。

表 1-2-1 不同比活度的放射性核素对放射性测量的影响

试管号	1	2	3	4	5
^{125}I-NaI(μl)	100	200	300	400	500
生理盐水(μl)	500	400	300	200	100
第 1 次测量					
第 2 次测量					
第 3 次测量					
均值					

2. 不同测量时间对放射性测量的影响 分别在距离^{125}I γ 源 10cm 处进行放射性测量,每一个测量时间(1 分钟、2 分钟、4 分钟、8 分钟)测量 3 次,取平均值(表 1-2-2)。

表 1-2-2 不同测量时间对放射性测量的影响

	1 分钟	2 分钟	4 分钟	8 分钟
第 1 次				
第 2 次				
第 3 次				
均值				

绘制剂量效应曲线:根据放射性测量结果,以每次测量持续时间为横坐标,计数率为纵

坐标绘制测量持续时间与计数率的相关曲线。

3. 不同测量距离对放射性测量的影响 分别在距离^{125}I γ 源 1cm、3cm、5cm、7cm 处进行放射性测量，每次测量 3 次，取平均值(表 1-2-3)。

表 1-2-3 不同测量距离对放射性测量的影响

	1cm	3cm	5cm	7cm
第 1 次				
第 2 次				
第 3 次				
均值				

4. 不同厚度的铅板对放射性测量的影响 在检测器和放射源之间放置厚度为 1mm、2mm、3mm、4mm 的铅板，分别在距离^{125}I γ 源 1cm 处进行放射性测量，每次测量 3 次，取平均值(表 1-2-4)。

表 1-2-4 不同厚度的铅板对放射性测量的影响

	1mm	2mm	3mm	4mm	5mm
第 1 次					
第 2 次					
第 3 次					
均值					

【实验结果】

根据实验方法中所记录的实验数据进行分析，加深对外照射防护的理解，并掌握外照射的防护方法。

第三章 放射性测量

实验一 盖革计数器的坪曲线和计数效率测定

【实验目的】

(1) 了解充气型探测器的基本工作原理。

(2) 掌握盖革计数器的使用方法。

(3) 掌握盖革计数器的坪曲线和计数效率的测定方法。

【实验原理】

钟罩式盖革(GM)计数管是最常用的α和β放射性计数测量的气体探测器,外形如同钟罩,底部开有云母薄窗,以减弱器壁材料对α和β射线的吸收。沿管轴方向固定着与外壳绝缘的悬空钨丝阳极,圆柱形的管内壁由导电材料制成充当计数器的阴极(图1-3-1)。计数管内充以氦、氖、氩等惰性气体作为工作气体和少量卤族气体或易分解的多原子有机分子蒸汽作为淬灭剂(约占10%左右)。常用的淬灭剂是溴气和乙醇蒸汽等,根据淬灭剂的类型计数管分为卤素管和有机管。卤素计数管的寿命比有机管长。

GM管的坪特性、计数效率等是重要的技术指标,也是正确选用计数管的主要参数。

在放射源的强度不变,源和探测器的几何位置也不变的条件下,记录由探测器给出的计数率 n 与加在计数器两个电极之间的工作电压 U 之间的实验曲线(图1-3-2)。

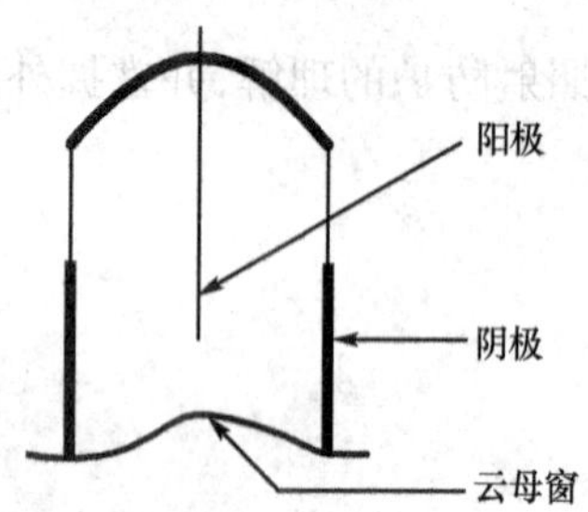

图1-3-1 GM计数管示意图

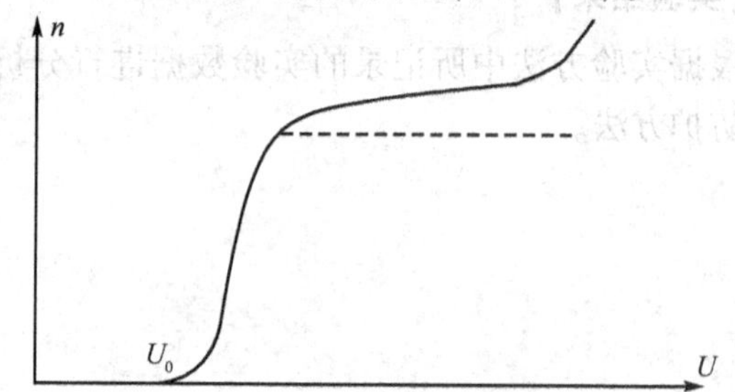

图1-3-2 GM计数管的坪特性曲线示意图

从曲线可以看出,工作电压 U 超过起始电压 U_0,计数管才开始计数。随着 U 的上升,计数率迅速增大。但在200~300V区间计数率增长缓慢,在曲线上表现为一段"坪区"。

一般用每百伏特工作电压变化对应的计数率的增量与计数率平均值的百分比表征坪的斜度,称为计数管的坪斜 ζ。

$$\zeta = \frac{\Delta n / \overline{n}}{\Delta U(\times 100\text{V})} \times 100\% \tag{1-3-1}$$

从实用角度考虑,ζ 的值最好不超过5%,因此我们把曲线上坪斜小于5%的工作电压的变化区间大小称为坪长。

计数效率 E 是测量装置十分重要的技术指标。GM管的灵敏度和输出脉冲幅度都比较高,因而计数效率高达90%以上。我们一般用比较法来测定计数效率。放射性活度 A(dpm)已知的标准放射源在确定的测量条件下的计数率 n(cpm),即

$$E = n/A \times 100\% \quad (1\text{-}3\text{-}2)$$

利用上式,我们就可以从每次测量的计数率计算出样品的放射性活度大小,从而间接地测定样品中所含放射性物质的多少。

【实验器材】

钟罩式盖革计数管1~2支、测量铅室、Sr-90标准放射源、Cs-137标准放射源、FH463B智能定标器(带高压电源)1台。

【实验方法】

1. 盖革计数管的坪特性的测定

(1) 首先要对仪器进行自检。打开FH463B定标器电源开关,拨动定时的字轮选定8sec(定时拨字轮的"K×"档取值8,n档取值0),按下"自检"和"启动"按键开关,如显示"18432"表明定标器计数正常。

(2) 将放射源放在测量架的计数管窗正下方,选择单道输入的极性为"-",把按键开关置于"积分"和"计数"位置;道宽刻度盘放在最大位置(满刻度为10格)。

(3) 打开高压开关,预热20~30分钟。将时间设定为60sec以上。选择"手动",按动"启动"按钮,转动高压调节十圈电位器,观察高压指示窗的读数。缓慢地升高计数管极间电压,直到开始有计数,记下电压值Us。

(4) 按动"复位"按钮,计数显示窗读数为零。继续升高电压,每次增量取10~20V,记下每次的电压值U_i。选定定时大约为100sec,按动"启动"键,测量每个电压下的计数率n(表1-3-1)。

(5) 密切注意每两个测量点计数率的变化。如果每变化20V的变化率在1%以内(即进入坪区),则将每个测量点测3次。开始进入坪区的电压值U_1和坪区结束时的电压U_2的差值就是计数管的坪长。如果随着工作电压的升高,发现某个测量点的计数开始急剧增大,要立即将高压降低。

2. 盖革计数管计数效率的测定

(1) 将工作电压选在(U_1+100)处,在不放置放射源的情况下,测量仪器本底计数率。按键操作和上面相同;测量时间一般取5~10分钟。

(2) 测量放在测量架固定位置上的标准放射源的计数n,每个位置测量4次。表1-3-2给出的记录表格只给出一个位置的,可根据需要加以扩展。

(3) 根据记录,计算出计数管相对测量架上每一位置放射源的测量效率E。

3. 创新设计 利用以上实验条件和设备,自己设计实验步骤,测定Cs-137标准放射源的放射性活度。

【实验结果】

将实验结果记录在表1-3-1、表1-3-2中。

表1-3-1 GM计数管坪长的测定

电压增量(ΔU)
总计数(N)
计数时间(t)
计数率(n)
坪斜(ζ)

启动电压读数 U_S = ________V；室温：________℃

坪的长度______V；坪斜的平均值 $\bar{\zeta}$ = ____________

表 1-3-2 GM 计数管计数效率的测定

测量次数					
总计数(N)					
计数时间(t)					
计数率(n)					
净计数率(s)					
平均计数率					

工作电压 = (U_0+100)V = ________V；放射源活度 A = ________dpm

本底计数率 = ______cpm；计数效率 E = ____________

【注意事项】

(1) 计数管将随着存放或使用期的增加而老化，坪长缩短，坪斜增大。如果坪长小于 80V，坪斜大于 10%，一般就不适合继续使用。

(2) 带有云母窗的计数管，不可用手指触碰，避免损伤或污染。

(3) 所有的气体计数管避免工作在接近放电区的高电压下，而且不能将高压的极性接反。否则，计数管将在短时间内损坏。对于卤素管，24 小时后可能会还原。

(4) 尽管实验用放射源是安全的，但也应按照放射性物质操作要求，用镊子挟持，并戴手套操作，无论何时都不能擦拭放射源表面。

(5) 计数管一般都要求避光使用。而且，计数管的性能受温度影响比较大。对于精确的测量，建议使用温度系数小的计数管。

(6) 在任何情况下，都不能在没关电源时切换高压的极性。

【思考题】

(1) 为什么我们在实验过程中，要求每次测量的总计数尽可能大？你认为如何安排实验条件，可以获得满意的效果？

(2) 为了提高实验的效果，应该怎样设计实验步骤，使得较准确而又安全地确定计数管的坪特性？

(3) 为什么在测计数管的坪特性时，没有考虑仪器的本底计数，而在测量装置的计数效率时又需要考虑呢？

实验二 盖革计数器的分辨时间测定

【实验目的】

(1) 了解核事件计数的统计特性。

(2) 了解用双源法测量盖革计数器分辨时间的原理。

(3) 掌握盖革计数器计数统计误差的基本方法。

【实验原理】

1. 计数管的分辨时间和对测量误差的校正 钟罩式盖革(GM)计数管是最常用的 α 和

β放射性计数测量的气体探测器。每一次记录核事件形成脉冲之后都有淬灭剂发挥作用的过程;此外,当计数管由一次核事件引发一个脉冲信号之后,若要记录下一个核事件,必须要等到正的空间电荷移到远离阳极的地方,即在图1-3-3的时间T_1之后。如果在T_1时间内有核事件发生,计数管也不能工作。脉冲幅度超过甄别阈时间间隔为T_2。时间间隔T_1和T_2分别称为死时间和失效时间(或分辨时间)。当放射源的活度很高的时候,计数管会因为失效时间的存在而使一部分核事件被漏记,从而带来一定的计数误差。

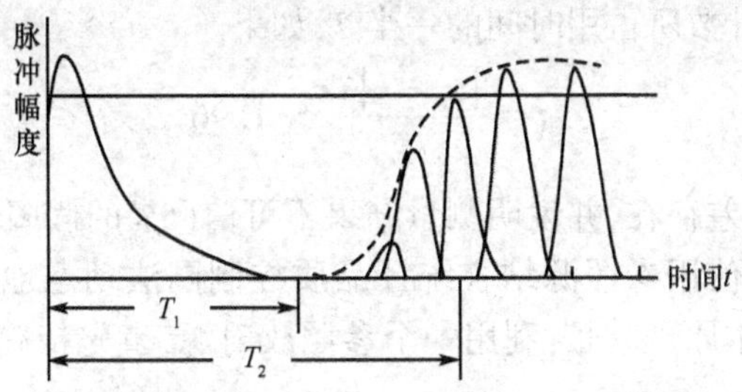

图1-3-3　盖革计数管的死时间和失效时间

测量计数管分辨时间的方法很多,如X射线直接测量法、已知半衰期放射源法和双源法等,最直接而且直观的方法是用示波器观测。我们将采用双源法测量计数管的分辨时间,并用示波器观察图1-3-3所示的图样和分辨时间。

假定对一个计数效率相同的两个放射源,他们各自所测的计数率为n_1和n_2,两个源同时测量的计数率为n_3,计数管的分辨时间为τ。

对于$n_i(i = 1,2,3)$,修正后的计数率

$$N_i = n_i/(1 - n_i\tau) \tag{1-3-3}$$

而且,应该有$N_3=N_1+N_2$的关系成立。即

$$n_3/(1 - n_3\tau) = n_1/(1 - n_1\tau) + n_2/(1 - n_2\tau) \tag{1-3-4}$$

$$\tau = \frac{n_1 + n_2 - n_{12}}{n_1 n_2} \tag{1-3-5}$$

我们只要测出式(1-3-5)中的3个计数率,就可以算出分辨时间τ,并能对各个放射源的计数率进行分辨时间校正。

2. 放射测量中的统计偏差和可疑读数的舍弃　放射性衰变是随机事件,因此放射性事件的记录满足统计规律性,即计数管记录到的计数率只能是统计平均值,准确地说来,计数结果服从泊松分布规律。但实用中我们一般将其当作正态分布处理,只有在总计数低于30~40时,才用泊松分布的特征量来评估。

对于正态分布,标准偏差σ就等于期望值$\bar{x}$(即统计平均值)的平方根。对应于90%和95%置信度的实际结果分别对应$\bar{x} \pm 1.64\sigma$和$\bar{x} \pm 1.96\sigma$。当偏差大于3σ时,其可能性只有0.3%,根据Chauvenet判据,我们在计数次数不十分大的情况下,可以将这样的测量结果舍弃而认为是合理的。按常规,我们一般给出68.3%置信度下的结果形式($\bar{x} \pm \sigma$)。此时,计数的绝对误差$\Delta x = \sigma = \sqrt{x}$,相对误差$\Delta x/x = 1/\sqrt{x} \times 100\%$。换句话说,要想使放射性计数测量的随机误差小于1%,计数的总数必须大于10^4(不管为达到这个数值用了多少时间)。即使如此,也仍然存在着约1/3的几率误差不小于1%。放射性测量过程中真正关注的是测量

结果中是否存在非随机误差。

统计学中常用的 t 检验法和χ^2 检验法可以用来检测一组计数结果是否存在非随机误差,我们只介绍 t 检验法。

假如在同样的抽样测度下,几个读数抽样平均值的偏差超过 1.96σ,则可以认为除随机偏差外还可能存在着其他因素引起的误差。具体判断方法是:取 10 次计数测量,每次总计数大于 10^4。把计数平分为 2 组,每组的计数平均值分别记作 x 和 y,再取 10 次计数总和的平方根$\sqrt{\Sigma}$和测量所有计数所占用时间的一半 T,如果

$$t=\frac{|x-y|T}{\sqrt{\Sigma}}>1.96$$

则说明有非随机误差存在,并说明测量结果不可信(5%的假阳性),可以考虑舍弃。

放射性测量中还常使用参照源结合统计品质控制图法动态地控制测量数据中的误差分布(图 1-3-4)。其基本原理就是:利用一个参照放射源,事先精确地测出计数率的平均值 $\bar{x}$ 和变化的上限和下限之差 Γ。在方格纸上以 $\bar{x}$ 画一条水平线,再在水平线上下各画两条平行线,距水平线分别是 0.377Γ 和 0.594Γ,分别对应着 1.96σ 和 3.09σ。我们称他们为内限和外限。再画一条 Γ 值水平线,相对于这条参考线,各内限和外限都是不等值。

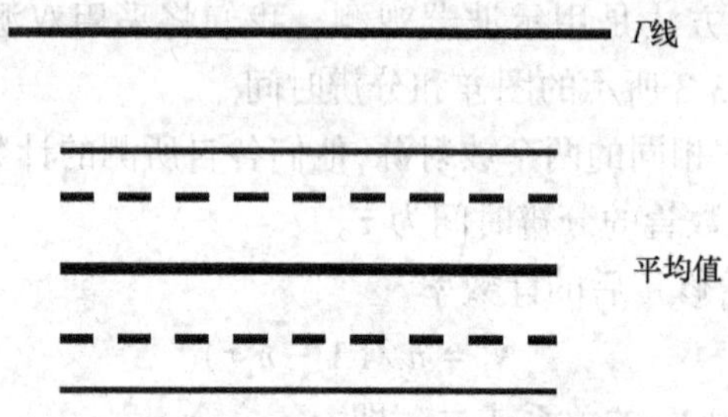

图 1-3-4 GM 计数管的计数统计品质控制图

我们要求:实验数据点在外限外侧只有极少的点,而在内限外侧数据点大约有 5%。

【实验器材】

钟罩式盖革计数管 1~2 支、测量铅室、Sr-90 标准放射源(放射性活度不低于 5000~10000dpm)2 片、示波器 1 台、FH463B 定标器(带高压电源)1 台、带有可以在同一高度平面放置 2 片标准放射源的测量架(放在铅室内)。

【实验方法】

1. 计数装置分辨时间的测定

(1) 首先要对仪器进行自检。打开 FH463B 定标器电源开关。拨动定时的字轮选定 8sec(定时拨字轮的“K×”档取值 8,n 档取值 0),按下“自检”和“启动”按键开关,如显示“18432”表明定标器计数正常。

(2) 设置单道:选择单道的输入极性为“-”,把按键开关置于“积分”和“计数”位置;道宽刻度盘放在最大位置(满刻度为 10 格)。打开高压开关,预热 20~30 分钟。转动高压调节十圈电位器,缓慢地升高计数管极间电压。通过高压指示窗的读数,选定工作电压值 $U_{s0}=(U_0+100)$。

(3) 测量放在测量架双源托板固定位置上的放射源 1 的计数率 n_1。在保证测量精度要求的前提下,测量 4 次取平均值,以下两项相同。

(4) 将放射源2放在双源托板的另一个固定位置,按照上项同样条件测出两个放射源的同时测量计数率 n_{12}。

(5) 将放射源1取下,在双源托板上只剩下放射源2。按照上项同样条件测出源2的计数率 n_2。

(6) 根据公式(1-3-5),计算出计数管的分辨时间。

(7) 将示波器扫描速度调整为1kHz,扫描同步要放在负脉冲位置。然后,用示波器粗略观测计数管的分辨时间,并和双源法测得的结果进行比较。示波器的使用可以阅读仪器使用说明书。

2. 放射性测量统计性的实验观察

(1) 选择一个适当的测量位置和放射性活度适中的源,用FH463B定标器测计数率,测量次数不少于30次。测量时用"自动"计数状态,根据计数精度要求设置定时时间。也可使用数据记录打印功能,将按键置于"打印"、"处理"和"手动"位置。注意:不使用打印机时,要把打印按键至于"断"的位置。否则,计数显示会自动熄灭。发生此种情况时,按"复位"键,可恢复正常状态。

(2) 求出 Γ 值,绘出测量系统的品质控制图。

(3) 用方格纸绘制计数率分布直方图,或者利用Office软件中的Excel,用计算机绘图表示出计数的统计分布特性。

(4) 任意测量两组计数,给出结果的正确表示;并用品质控制图来评价两组数据的统计品质。

【实验结果】

将实验结果填入表1-3-3、表1-3-4、表1-3-5。

表1-3-3　GM计数管分辨时间的测定(双源法)

测量次数	1	2	3	4	平均值
n_1(cpm)					
n_2(cpm)					
n_{12}(cpm)					

启动电压读数 U_S = ________ V;工作电压 U = ________

双源法测得的结果

$$\tau = \frac{n_1 + n_2 - n_{12}}{n_1 n_2} = \_\_\_\_\_\_\_\_ ;\ \Delta\tau/\tau = \_\_\_\_\_\_\_\_$$

$\tau \pm \Delta\tau$ = ________

表1-3-4　GM计数管分辨时间的测定(示波器法)

测量次数	1	2	3	4	平均值
n_1(cpm)					

示波器法测得的结果 τ = ____________

表1-3-5　计数的统计品质图中 Γ 值的测定

总计数(N)	
计数时间(t)	
计数率(n)	
平均计数率	

工作电压=(U_0+100)V =________V;放射源活度 A=________dpm

【注意事项】

(1) 计数管避免工作在接近放电区的高电压下,而且不能将高压的极性接反。否则,计数管会在短时间内损坏。

(2) 带有云母窗的计数管,不可用手指触碰,避免损伤或污染。

(3) 尽管实验用的放射源是安全的,但也应按照放射性物质操作要求,用镊子挟持,并戴手套操作。无论何时都不能擦拭放射源表面,也不可以近距离地直视放射源。

(4) 计数管一般都要求避光使用,在测量过程中一定要注意。

(5) 在用双源法测量失效时间时,要保证源的位置不变化。避免在放取放射源时动作过大,并检查工作电压等是否有变化。

(6) 在任何情况下,都不能在没关电源时切换高压的极性。

【思考题】

(1) 为了提高实验的效果,应该怎样具体设计实验步骤和条件?

(2) 什么是失效时间?为什么又称为分辨时间?测计数管的分辨时间可以用哪些方法?双源法和示波器观察法各有哪些优点?

(3) 自己总结一下,使用 GM 计数管测量装置有哪些注意事项,要提高测量的可信度和准确性要注意些什么?

(4) 什么是放射性计数统计品质?在实际工作中如何做好控制工作?

实验三 γ 计数器的使用

【实验目的】

(1) 掌握 γ 射线闪烁测量原理。

(2) 掌握 γ 免疫计数器工作条件的选择和测量方法。

(3) 了解全自动 γ 免疫计数器操作方法。

(4) 了解多探头全自动 γ 免疫计数器操作方法。

【实验原理】

应用于医学标记免疫技术的放射性核素,因衰变方式不同,释放的射线有 γ 射线(如 ^{125}I、^{131}I、^{35}S、^{51}Cr、^{59}Fe 等)和 β 射线(^{3}H、^{14}C、^{32}P 等)两类。γ 射线主要采用 γ 闪烁测量(如 γ 免疫计数器),β 射线主要采用液体闪烁测量(如液体闪烁计数器)。

γ 闪烁计数器由探测器、主放大器、脉冲幅度分析器、计算机、换样装置和电源等部件组成。探测器由 NaI 晶体(含 T_1)、光电倍增管、前置放大器等组成。测量时,试管中标记的放射性核素释放的 γ 射线进入晶体,通过产生的光电效应、康普顿效应和电子对生成效应,在闪烁晶体内生成许多次级电子,它们作用于晶体内原子序数较高的碘原子,使之激发并逸出具有一定能量的自由电子;退激时,这些自由电子的大部分能被晶格中铊(T_1)吸收而以光子形式释放,少量的自由电子引起晶格震动,以热能形式释放而返回基态。故晶体内的铊称为闪烁中心(或发光中心)。铊释放的光子通过晶体壁反光物质和光导作用,在光电倍增管电场力的作用下,经过多级次阴极聚焦、倍增、加速,在阳极上收集,通过负载电阻作用即形成电流脉冲讯号;再经电容耦合到前置放大器放大，并输出到主放大器。主放大器将探测器输出的电讯号放大、整形、倒相，再输入脉冲幅度分析器。脉冲幅度分析器由上、下甄别器和反符合电路组成，其作用是将输入的脉冲按照一定能量（幅度）进行选择后，再进入计算机系统进行放射性脉冲计数和有关数据处理。

【实验器材】

（1）γ 闪烁计数器（或 γ 免疫计数器）。

（2）γ 源测量管。

【实验方法】

1. 积分测量与光电倍增管工作电压选择

（1）将仪器置于积分测量方式，即上甄别阈 $E_{上} \to \infty$，只有下甄别阈起作用，凡高于下甄别阈值（$E_{下}$）的脉冲均可被输入计算机系统进行计数和数据处理，可暂定下甄别阈值为全刻度的 1/10，如计数率偏低可调至 1/5。

（2）根据射线能量大小，暂定一合适的放大倍数（3 或 5）。

（3）将 γ 源测量管置于探测器井内。

（4）工作电压由低向高，每测一次增加一次电压（30～50V），记录每次放射性计数。

（5）以每次高压值为横坐标，以放射性计数值（cpm）为纵坐标绘制工作电压曲线。

（6）合适的工作电压选择：在电压逐渐增加出现的放射性计数曲线上，找到“坪区”，光电倍增管合适的工作电压应选择“坪区”起点端的 1/3～1/2 处（或在起点电压加 30～80V），这样的电压既能稳定光电倍增管的工作状态，又能因电压不至过高而延长光电倍增管的工作寿命（图 1-3-5）。

注：还可以采用微分测量方式进行光电倍增管工作电压选择，放射性计数曲线也出现坪区，出坪后曲线下降（图 1-3-6）。

2. 微分测量与甄别阈值（E）、道宽（ΔE）的选择

（1）将仪器置于微分测量方式，即幅度只有低于上甄别阈值（$E_{上}$），高于下甄别阈值（$E_{下}$）位于道宽范围内的脉冲才能被记录。

（2）固定光电倍增管的工作电压（HV）。

（3）暂定一个放大倍数（3 或 5）。

（4）预置一较小的道宽，一般为满刻度的 1/10。

（5）将所测放射性核素源试管置于探测器井内，由低到高，间隔 0. 1～0. 3V 变动进行测量，并记录测量数据。

（6）以放射性计数为纵坐标，甄别阈值为横坐标，将所测数据描绘在坐标纸上，绘制出所测核素的能谱曲线。甄别阈值应选在康普顿平台和光电峰交点处，道宽应包括整个光电峰，一般选择工作方式的道宽为光电峰顶计数一半位置对应的峰宽度的 2 倍。

（7）如光电峰左偏或右偏，则相应地调整（缩小或增大）放大倍数即可（图 1-3-7，图 1-3-8）。

【实验结果】

1. 光电倍增管工作电压选择

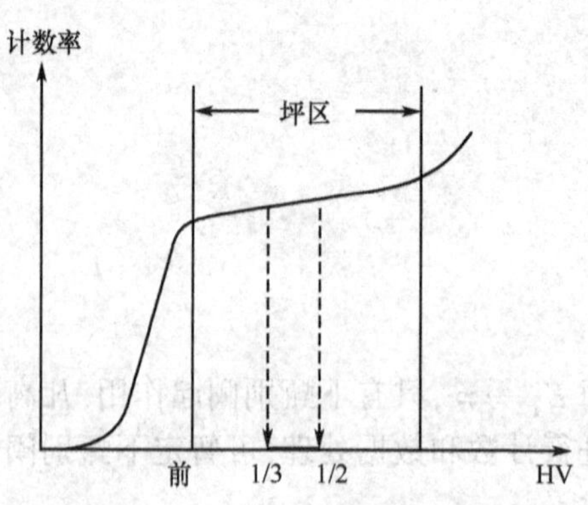

图 1-3-5　积分方式 PM 工作电压选择

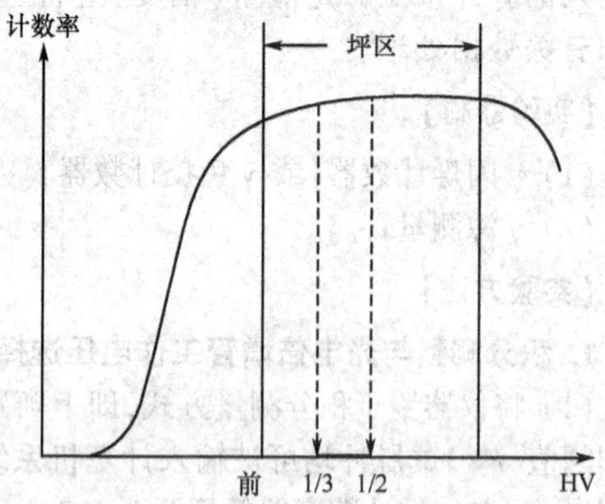

图 1-3-6　微分方式 PM 工作电压选择

2. 甄别阈值(E)、道宽(ΔE)的选择

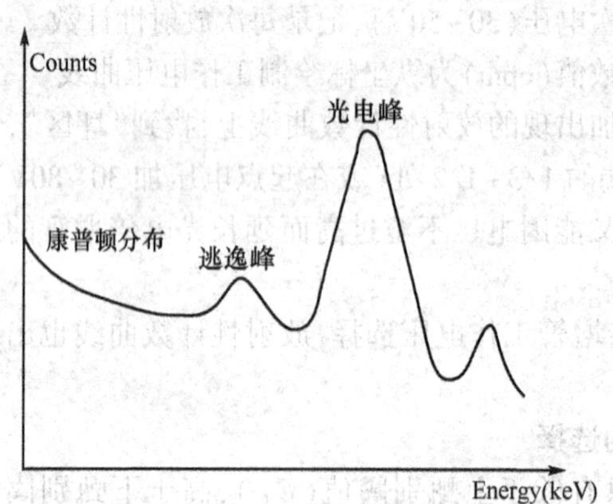

图 1-3-7　γ 源能谱曲线示意图

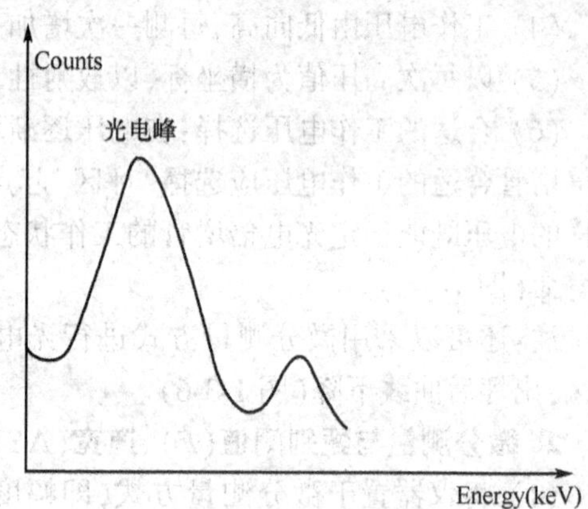

图 1-3-8　γ 能谱曲线左移(放大倍数太大)

【注意事项】

(1) 开机和关机

1) 开机应先打开主机和计算机外部设备的电源,最后启动计算机电源。

2) 关机应先关计算机电源,再顺序关闭计算机外部设备和测量主机电源。

3) 开、关机时间间隔不得低于 5 分钟。

(2) 进行光电倍增管工作电压选择时,当电压超过坪区后,计数会迅速升高(积分测量)或迅速降低(微分测量),此时即停止增高电压,以保护光电倍增管。

(3) 选好的工作条件,不能随意变动,只有更换不同种类的放射性核素时,才能重新选择与其相应的工作条件。

(4) 测量时,严禁被测物污染测井。

(5) 仪器的极性开关或“自动放电”按钮,严禁乱动乱按,防止损坏仪器。

【思考题】

(1) 简述 γ 计数器的基本结构及工作原理。

(2) 为什么高压选择在坪区前1/3~1/2处?

实验四　低能β射线测量技术

【实验目的】

(1) 理解液体闪烁测量的基本原理。

(2) 掌握低能β放射性核素的测量方法。

(3) 熟悉常用的均相和非均相测量方法。

(4) 了解闪烁液配制方法和样品制备方法。

【实验原理】

低能β射线因其能量低,在介质中射程短而很难使闪烁剂分子激发,故而不能实现对其直接探测的目的。若将该类放射性样品与闪烁剂共同溶解在同一种溶剂中,或者使它们的分子间距离很近,短于被测β射线在该介质中的射程,即能实现能量的传递和转换过程:

①β粒子放射能$\xrightarrow{\text{激发}}$②溶剂分子$\xrightarrow{\text{退激并激发}}$③闪烁剂分子$\xrightarrow{\text{退激}}$④荧光⟶⑤光电倍增管光阴极吸收荧光产生的光电子⟶⑥次阴极对光电子分级倍增⟶⑦大量光电子被光电倍增管阳极一次性吸收而使阳极电位下降。在外电场作用下,阳极电位复位,从而产生一个电压脉冲信号。

可见,上述①—④是由放射能到光能的传递和转换过程。如前述,此过程需要使β放射性核素与溶剂分子和闪烁剂分子之间的距离很短才能顺利发生。⑤—⑦是光能到电能的传递和转换过程,在光电倍增管内完成。

为了使①—④的过程能有效地进行,最好的办法是将低能β放射性核素的样品溶解在闪烁液中,或者将该种放射性样品的水溶液与含有甲苯或二甲苯的闪烁液和乳化剂按一定比例混合成乳化液,也可将此种样品吸附于固相材料(如滤纸或纤维素膜等)上,经烘干去水分后浸入闪烁液中进行测量。

因此,对于生物样品(细胞或组织等)在制备液体闪烁测量样品前,需要经过预处理。方法有酸或碱性消化、氧化(燃烧)法、有机溶剂萃取法等。预处理的目的是让生物样品充分破碎,最大限度地将放射性分子暴露出来,更好地与闪烁液直接接触。

闪烁液由闪烁剂(第一闪烁剂和第二闪烁剂)、溶剂,有时还有助溶剂、抗淬灭剂等添加成分所组成。依据实际需要有各种配方,分为溶水性和非溶水性闪烁液,非溶水性闪烁液用于固相支持物液体闪烁测量,可以根据样品的含水量和测量方式选用。

【实验器材】

1. 仪器　液体闪烁计数器、恒温水浴箱1台(内放试管架1个)、烤箱1台。

2. 器材　闪烁瓶3只、样品盒1个、有塞试管1支、试管架1个、橡皮筋2根、二层纱布1块、玻璃纤维滤纸、镊子、加样器及吸头、烧杯、表面皿。

3. 试剂　^{3}H标记的抗凝全血、PPO(2,5-二苯基噁唑)、无水乙醇、二甲苯、过氯酸、过氧化氢、Triton X-100。

【实验方法】

1. 放射衍生物样品的过氯酸消化处理　取0.2ml ^{3}H标记的抗凝全血,放入有塞试管底部,再加入 0.2ml 60%过氯酸,充分振摇后加入 0.4ml 30%过氧化氢。塞紧试管塞,并用纱布和橡皮筋固定后插入恒温水浴箱内的试管架上,70~ 80℃保温至消化液完全透明为止,通常需要 30~60 分钟。取出试管自然冷却至室温,备用。

2. 闪烁液配制

(1) 非溶水性闪烁液:1.00gPPO 溶入 250ml 二甲苯。

(2) 溶水性闪烁液:1.5gPPO 溶于 210ml 二甲苯,再加入 90ml 无水乙醇,混匀。

3. 液体闪烁测量样品制备

(1) 取闪烁瓶 3 个,编号。

(2) 第 1、2 号闪烁瓶内各加含 ^{3}H 的过氯酸消化液 100μl。

(3) 第 1 号瓶内加入溶水性闪烁液 8ml,盖紧内、外瓶盖后,摇振至透明。若有浑浊现象,可再加 1~2ml 溶水性闪烁液,再摇振,制成均相测量样品。

第 2 号瓶内加入以下试液:1ml 水、6ml 非溶水性闪烁液、3ml Triton X-100。盖紧内、外瓶盖后充分混合,制成乳化液测量样品。

(4) 取一块玻璃纤维滤纸放在表面皿上,滴加上述 ^{3}H 消化液 100μl 于滤纸上。连同表面皿一起移入 80℃烤箱内烘烤 20~30 分钟后取出,自然冷至室温。将滤纸平放入第 3 号闪烁瓶内,再加入非溶水性闪烁液 5ml 制成支持物法测量样品。

(5) 将以上 3 只闪烁液瓶放入样品盒内,加盖暗适应 3 个小时以上,进行液体闪烁计数。

【实验计算】

由于 3 只闪烁瓶加入 ^{3}H 标记的全血过氯酸消化液是等量的(本实验均为 100μl),从理论上讲,各瓶中的放射量均相等。假设这个放射量是一个已知数(dpm),该值可自定或由实验老师确定。那么,就可以比较三种测量方式的测量效率。测量效率 *E*% 的计算公式为

$$E\% = \frac{\text{液体闪烁计数器的测量值(cpm)}}{\text{给定的已知放射量(dpm)}} \times 100\%$$

比较三个测量效率,说明三种测量方式的优缺点。

【注意事项】

(1) 样品消化前一定要固定试管塞,即用两层纱布包好并用橡皮筋扎紧,以免在水浴消化过程中气体膨胀顶飞试管塞而影响消化效果。

(2) 振摇和混匀放射性样品、闪烁液、乳化剂时,除了盖紧闪烁瓶的内、外盖外,应采用腕力旋转振摇,不可上下震荡,避免放射性液体从瓶盖缝中溢出。溢出不仅造成放射性损失,还易污染闪烁瓶外壁,对仪器也可能产生污染。因此,测量瓶上机前应该用纸巾擦拭瓶的外壁和底部。

(3) 膜片(滤纸)在加入闪烁液后,应赶去气泡并完全浸入闪烁液内。

(4) 测量后样品(包括剩余的消化液)不得倒入下水道。由老师统一分类收集于放射性废物储存瓶内。

(5) 使用后的放射性污染吸头应放入盛水的烧杯内浸泡。不得随意乱丢,也不要放在实验台上。

实验五　液体闪烁测量及淬灭校正

【实验目的】

（1）了解液体闪烁测量原理。

（2）掌握液体闪烁测量方法。

（3）掌握淬灭校正的原理。

【实验原理】

液体闪烁测量(液闪)主要用于测量低能β射线的放射性核素,如^{3}H、^{14}C、^{32}P等。它是放射性核素标记测量技术的一种,在物质代谢、生命活动、基因工程等基础医学研究和甾体类激素测定等方面,是γ闪烁测量不能替代的重要方法。它与γ射线测量所不同的是将样品直接置于含有闪烁液的测量杯内,闪烁液相当于γ探测器中的NaI(T1)晶体。

测量过程中的能量转换均在装有闪烁液的测量杯内进行,样品中的放射性核素释放的β射线使溶剂分子激发,退激时一部分能量以热能形式释放,还有一部分传递给第一闪烁剂,使其产生光子。若第一闪烁剂发射光谱不能与光电倍增管相匹配时,则需要加入第二闪烁剂。第二闪烁剂能吸收第一闪烁剂释放的能量而产生与光电倍增管光阴极吸收光谱相匹配的光子而被称为波长转移剂。光子到达光阴极即产生光电子,再经光电倍增管转换为电脉冲。

液闪淬灭是由于某些因素导致β射线的能量受到损失,使光子输出量减少,仪器的计数率下降。产生淬灭的因素有多种,如局部淬灭、自身淬灭、化学淬灭和颜色淬灭等。

由于淬灭的存在,导致各种样品的测量效率不同,就不能直接用所测计数率比较各样品放射性核素衰变的异同,必须进行淬灭校正。淬灭校正就是用每一样品的计数率除以测量该样品的测量效率,求出该样品的衰变率,从而消除淬灭因素的影响,保证样品之间的可比性。液闪淬灭校正的常用方法有:内标准源法、样品道比法、外标准道比法和H数法等。

本实验以内标准源法为例进行淬灭校正。其方法为测量本底(n_b)和样品的计数率(n_c)后,向该样品瓶内加入已知活度的同种放射性核素的标准源,在相同条件下测量计数率(n_m)。则加入的标准源的计数率应为n_m-n_c,设标准源的衰变率为A,则仪器的测量效率为

$$E=(n_m-n_c)/A$$

计算出每个样品的测量效率,E_1、E_2……E_n,然后再用样品的计数率除以该样品的测量效率得到每个样品的衰变率。

【实验器材】

液体闪烁计数器、闪烁瓶、闪烁液、可调加样器、吸管、吸耳球、^{3}H-样品、^{3}H-标准源、CCl_4。

【实验方法】

1. 液闪测量

（1）每个闪烁杯内加5~10ml闪烁液。

（2）将^{3}H样品分别加入闪烁杯内,混匀。

（3）将加好样品和闪烁液的闪烁杯放入液体闪烁计数器测量架内,常温下避光暗适应

30分钟。

(4) 启动液体闪烁计数器进行测量,并记录各样品的计数率。

2. 淬灭校正(内标准源法)

(1) 制备测量样品:取6个闪烁瓶编号,按表1-3-6进行加样。

表1-3-6 液闪内标准源法淬灭校正

编号	1	2	3	4	5	6
CCl_4(μl)	0	0	2	4	8	16
^3H-样品(μl)	0	20	20	20	20	20
闪烁液		均加5ml				

(2) 放入液体闪烁计数器测量每个闪烁瓶的计数率。

(3) 取出闪烁瓶,除1号瓶外,向每个闪烁瓶内加入^3H-标准源10μl,再次测量各瓶计数率。

【实验结果】

(1) 根据二次测量结果计算每个样品的测量效率。

(2) 根据测量效率计算每个样品的衰变率。

【注意事项】

(1) 标准源应无淬灭效应,应与被测样品为同一种放射性核素。

(2) 加样应准确。

(3) 标准源应有足够高的放射性比活度,使加入放射性核素标准源后引起的容积改变尽量小。

(4) 二次测量条件应保持一致。

【思考题】

(1) 简述液体闪烁计数器的结构和工作原理。

(2) 为什么测量前要进行避光和暗适应?

(3) 引起淬灭的因素有哪些?

(4) 常用的淬灭校正方法有哪些?

实验六 样品道比法淬灭校正曲线的绘制

【实验目的】

(1) 了解液体闪烁测量存在淬灭现象的特征。

(2) 掌握样品道比法淬灭校正曲线的绘制方法。

【实验原理】

在液体闪烁测量中,由于样品和闪烁液的直接接触时,部分能量以热能或其他形式损失称为淬灭。淬灭使到达PM管的光子数减少,导致脉冲谱左移和测量效率下降,高能β射线能谱以左移为主,低能β放射测量能谱左移和测量效率下降同时存在。由于各样品的测量效率不完全相同,因此所测量的计数率不能真实反映样品的放射性活度,必须将测量的计数率值换算成衰变率，才能真实反映样品的放射性活度。

样品道比淬灭校正法是利用淬灭引起能谱的变化这一特性，将 β 谱分成两个部分即 A 道（低能道）和 B 道（高能道），两道分别计数，随着淬灭程度的变化 A、B 两道计数率比值（$\frac{A_i}{A_i + B_i}$）会发生变化，绘制比值与探测效率 $E\%$ 的标准曲线图，标准曲线的形状与两道的分界点有关，可多次改变分界点，找出使曲线近似为一个直线的“最优分界点”，“最优分界点”和核素的种类有关。利用标准曲线图，由样品测得道比值即可查得每个样品的测量效率。然后将样品的计数率换算成衰变率。

【实验器材】

1. 试剂　^3H 标准源、淬灭剂（CCl_4）、闪烁液。

2. 仪器　液体闪烁测量仪（要求能双道同时测量）。

3. 器材　微量加样器一套、闪烁杯。

【实验方法】

（1）取 7 只闪烁杯，分别加入等量标准源，并分别加入淬灭剂 0μl、5μl、10μl、20μl、40μl、80μl、160μl，再分别加入 160μl、155μl、150μl、140μl、120μl、80μl、0μl 生理盐水。

（2）分别加入闪烁液 5ml，暗适应后上机测量，得到 A 道和 B 道计数率（A_i、B_i）。

（3）计算道比值 R，$R_i = \frac{A_i}{A_i \text{ 或 } B_i}$，测量效率 E，$E_i = \frac{A_i \text{ 或 } B_i}{\text{标准源的 dpm}} \times 100\%$。

（4）以道比值 R 为横坐标，以测量效率 E 为纵坐标，在算术坐标纸上绘制淬灭校正曲线（表 1-3-7）。

【实验结果】

表 1-3-7　实验结果表

样品号	A 道计数	B 道计数	道比值 R	测量效率 E
1				
2				
⋮				
7				

【实验计算】

在淬灭校正曲线的横坐标上，找到样品道比值 R_x，并通过 R_x 查淬灭校正曲线获得样品的测量效率 E_x。样品的计数率除以 E_x 得到样品的衰变率。

【注意事项】

（1）标准源及淬灭剂的加样量必须准确。

（2）加入闪烁液后必须暗适应，以减少光致发光对液闪测量的影响。

【思考题】

（1）何为淬灭以及淬灭的类型？

（2）何为淬灭校正？其方法有哪些？

实验七 利用液体闪烁计数器对^{32}P进行放射性测量

【实验目的】

(1) 了解^{32}P契仑科夫计数原理。

(2) 掌握^{32}P契仑科夫计数方法和影响因素。

【实验原理】

高速运行的高能β射线通过某溶液时,能向某一特定方向放出一种微弱的可见光,称为契仑科夫辐射。这种可见光可以用液体闪烁计数器进行测量。

契仑科夫计数(Cerenkov counting)强度I(产生的微弱可见光子数)与溶液折射率(n)和带电粒子在该溶液中的速度(V)以及光在该溶液中的速度(C)等因素相关,可用公式描述如下

$$I = 450\left(1 - \frac{1}{B^2 \cdot n^2}\right); \quad B = \frac{V}{C}$$

I与β粒子的能量E成正比。在某些溶液中,各种β粒子能否产生契仑科夫辐射取决于其能量能否大于某个数量值,这个数值称为阈能量(E_{thr})。E_{thr}与β粒子的静止质量(m_0C^2)和溶液的折射率(n)相关:

$$E_{thr} = m_0C^2\left[1/\sqrt{1 - \frac{1}{n^2 - 1}}\right]$$

β粒子的本质是电子,故其静止质量$m_0C^2 = 0.511$MeV(511KeV)。β粒子在水($n = 1.33$)中时,其$E_{thr} = 260$KeV。即只有$E_{thr} > 260$KeV的β粒子在水中才能产生契仑科夫辐射。(^{32}P)和^{40}K等是能发生β衰变的核素,其β粒子的最大能量(E_{thr})为1.71(100%)和1.32(89%)MeV。所以,它们的水溶液能有效地进行契仑科夫辐射测量,测量效率可达到44%和34%左右(用Bialkali光电倍增管测量的结果)。

依据以上原理,若提高溶液的折射率或减少样品的比重,可以提高契仑科夫辐射测量的效率。有研究认为,增加溶液的折射率0.01,可使^{36}Cl的测量效率提高10%;使溶液的比重减少70%,可使^{201}Tl的测量效率提高10%。

契仑科夫辐射光谱的绝大部分集中于紫外和蓝光区,与常用的双碱型光电倍增管光阴极光谱响应匹配不好。加上契仑科夫辐射的方向性很强,与180度分步的液闪仪中的两只光电倍增管难以同时响应。这样一来,对契仑科夫辐射的探测效率有很大影响。为此,人们在介质中加入适量的波长转化剂,如:水杨酸钠、伞形酮、TritonX-100等,可以有效地提高其探测效率。

进行契仑科夫辐射测量对所用的测量瓶,既是透光的介质,又是契仑科夫辐射的介质。因此,测量瓶的材料对探测效率也有直接影响。由于塑料对紫外光透明,且有较强的漫射能力,所以它比玻璃对契仑科夫辐射探测的影响小。

契仑科夫辐射是激化分子返回基态时释放的电磁波,而液体闪烁是闪烁剂分子由激发态跃迁回基态时放出的荧光。由于发光机制不同,契仑科夫辐射测量中不存在化学淬灭的影响。但是,颜色淬灭却是存在的。除了要求测量介质无色透明,以避免颜色淬灭外,一旦发生颜色淬灭,可采用类似液体闪烁测量的样品道比法加以校正。

此外，在契仑科夫辐射测量方式上，除了前述的液相法之外，还可采用固相法，即将样品用膜片收集后放入可以插入闪烁瓶的容器（小瓶、小试管或塑料离心小管等）内，以该容器壁和膜片为介质所实施的测量称为固相契仑科夫辐射测量法。

契仑科夫辐射测量是针对高能带电粒子，在以水为介质时，理论上要求其能量>260KeV。由于种种测量因素的影响，实际上需要其能量在500 KeV以上。契仑科夫辐射测量法利用了普通液体闪烁计数器的探测技术，具有样品制备简单（尤其是固相法）、无须闪烁液、没有化学淬灭、适用于多种缓冲液系统、酸碱度范围宽（pH2.2~9.9）和液相测量时介质体积适中（8~15ml）等优点。

【实验器材】

1. 仪器　液体闪烁计数器。

2. 试剂　^{32}P、^{131}I、^{3}H 等放射性核素标记物（1×10^5dpm/10μl）。蒸馏水、10%水杨酸钠、TritonX-100、甲酸、乙醇、甘油、非溶水性闪烁液。

3. 器材　玻璃闪烁瓶、塑料闪烁瓶、塑料软管、加样器、吸头。

【实验方法】

1. 契仑科夫辐射测量与β粒子能量的关系

（1）取玻璃闪烁瓶12只，编号。按照表1-3-8加样，上机测本底。

表1-3-8　测本底表

编号	1	2	3	4	5	6	7	8	9	10	11	12
闪烁液（10ml）	√	√			√	√			√	√		
蒸馏水（10ml）			√	√			√	√			√	√

（2）测本底后，再按表1-3-9加不同的放射性核素。

表1-3-9　加入放射性核素

核素（10μl）	^{32}P：1、2、3、4	^{131}I：5、6、7、8	^{3}H：9、10、11、12

（3）混匀后上机测量，并记录计数率。

2. 契仑科夫辐射测量与介质折射率的关系

（1）取玻璃闪烁瓶6只，编号。按照表1-3-10加样。

表1-3-10　加样表

编号	1	2	3	4	5	6
甲酸（10ml）	√	√				
乙醇（10ml）			√	√		
甘油（10ml）					√	√

（2）上机测本底后，各瓶加入^{32}P标记物10μl。

（3）混匀后上机测量并记录结果。

3. 波长转换剂对契仑科夫辐射测量的影响　取玻璃闪烁瓶4只，编号。第1、2号瓶内加入9ml蒸馏水和10%水杨酸钠1ml为测量介质。第3、4号瓶加6ml蒸馏水、3ml TritonX-

100、10%水杨酸钠 1ml 为测量介质。混匀后测各瓶本底，并在各瓶内加入等量（20μl）^{32}P 标记物，混匀后再测量计数率。

4. 样品瓶材料对契仑科夫辐射测量的影响 取玻璃闪烁瓶和塑料闪烁瓶各 2 只，分别加入 10ml 蒸馏水和 ^{32}P 标记物 10μl，混匀后上机测量。

5. 化学淬灭、颜色淬灭对契仑科夫辐射测量的影响 取玻璃闪烁瓶 6 只，分为两组，每组 3 只闪烁瓶。第一组各瓶中加入 10ml 蒸馏水和 ^{32}P 标记物 10μl，混匀后上机测量。然后，每加入一次甲酸（第一次和第二次为 50μl，第三次为 100μl），混匀后上机测量。以考察化学淬灭对测量的影响。第二组各瓶中除 10ml 蒸馏水和 ^{32}P 标记物 10μl 外，首次加入 0.25%甲基橙 20μl，混匀后测量，然后分两次各加入 0.25%甲基橙 20μl，每次混匀后再进行测量，以考察颜色淬灭对测定的影响。

6. 固相契仑科夫辐射测量

（1）取滤纸片 6 块，用大头针悬空固定在泡沫塑料块上，各缓慢滴加 ^{32}P 标记物 10μl，自然晾干。

（2）将上述载有放射性物质的滤纸片放入塑料小管内，再将塑料小管插入玻璃闪烁瓶。一共 6 只，并编为三组。

（3）第二组的滤纸片上滴加 10%水杨酸钠和 TritonX-100 各 0.1ml。第三组的闪烁瓶内加入 5ml 蒸馏水。

（4）以上各组测量样品上机测量。

【实验结果】

1. 实验记录与数据处理 见表 1-3-11。

表 1-3-11 实验结果及数据处理

实验内容	样品编号	核素名称	计数率	计数率均值	测量效率
1. 核素能量的影响	1,2,3,4	^{32}P			
	5,6,7,8	^{131}I			
	9,10,11,12	^{3}H			
2. 介质折射率的影响	1,2,3,4,5,6	^{32}P			
3. 波长转换剂应用	1,2,3,4	^{32}P			
4. 样品瓶材料的影响	1,2,3,4	^{32}P			
5. 淬灭作用					
（1）化学淬灭	1	^{32}P	①②③④①	①	
	2	^{32}P	①①②③④	②③	
	3	^{32}P	①①②③④	④	
说明：表中①~④表示：①无甲酸时，②有 50μl 甲酸时，③甲酸总量为 100μl 时，④甲酸总量为 200μl 时。					
（2）颜色淬灭	4	^{32}P	①①②③④	①②	
	5	^{32}P	①①②③④	③	
	6	^{32}P	①①②③④	④	
说明：表中①~④表示：①无甲基橙时，②有 20μl 甲基橙时，③甲基橙总量为 40μl 时，④甲基橙总量为 60μl 时。					
6. 固相测量	1,2	^{32}P			
	3,4	^{32}P			
	5,6	^{32}P			

2. 数据处理的说明

(1) 计数率均值在本实验设计中除第5项内容(淬灭作用)为三复样外,其余均为双复样。

(2) 测量效率计算时,第1项内容以各放射性核素在闪烁液中的计数率为对照(100%);其他各项内容均以第1项中^{32}P在闪烁液中的计数率为对照(100%)。即按以下公式计算:某放射性核素的契仑科夫辐射相对测量效率(%)=在介质中的测量值/在闪烁液中的测量值×100%。

3. 结果评价内容　通过放射性核素的契仑科夫辐射相对测量效率比较,提出对本实验6项内容的评价。

【注意事项】

(1) 本实验的内容较多,使用的闪烁瓶也相应较多,应注意编号,仔细记录,以免混淆实验内容。

(2) 操作开放型放射性液态物质应认真仔细,避免污染发生。

实验八　放射性试剂的加样和误差计算

【实验目的】

(1) 学会加样器的使用。

(2) 熟悉加样误差的计算。

【实验原理】

微量加样器采用负压吸取液体的原理抽取试液。中心杆靠手指压力下移,同时固定在中心杆外围的弹簧被压缩。当缓慢减少手指力量时,中心杆靠弹簧的伸展力带动而复位,同时试液通过管内负压被吸入安装在取样管顶端的吸头内。再次下压中心杆,吸头内的试液被压缩的空气挤出。中心杆可分两个档次下移,吸取试液时只能压至第一档;挤出试液时仅用第一档则不易将试液全部挤出,往往在吸头尖端留有残液,此时可继续下压中心杆至第二档,将残留试液完全挤出。

在任何定量分析操作中,准确地加样(样品、反应试液等)都是很关键的环节,尤其是对于核医学工作中的RIA、IRMA、RBA等超微量的分析,对加样的准确性有更高的要求。以放射性计数率为量化指标时,通常要求复管相对误差($CV\%$)不大于5%。计算公式如下

$$双复管:CV\% = \left[\frac{\dfrac{(X_1 - X_2)}{\sqrt{2}}}{\dfrac{(X_1 + X_2)}{2}}\right] \times 100\%$$

$$= 1.414 \times \frac{X_1 - X_2}{X_1 + X_2} \times 100\%$$

$$多复管:CV\% = \frac{\sqrt{\dfrac{\sum (X_i - \bar{X})}{n - 1}}}{\bar{X} \times 100\%}$$

式中,X_1、X_2分别是双复管的两个测量值(cpm_1和cpm_2);X_i是多复管(n个试管)的每一管

测量值(cpm_i, $i=1$、2、3……n)；$\bar{X}$ 是多复管的测量均值($\Sigma cpm_i/n$)，n 为多复管管数。

【实验器材】

放射性试液 1ml、加样器(50μl)1 支、加样吸头 1 个、试管 10 支、试管架 1 个、烧杯 1 个(公用)、γ 计数器 1 台、计算器 1 个(自备)。

【实验方法】

(1) 试管编号后依次插入试管架。

(2) 手持加样器，查对其容量标识是否符合需要。

(3) 手握加样器(加样器挡把靠近手掌虎口)，拇指压在中心杆柄端，均匀用力下压，并体验其两档档次。反复练习多次。

(4) 取加样吸头安装在加样器取样管顶端，旋紧。

(5) 吸头插入放射源试液液面下约 2mm，在该试液内反复进行取液和排液练习，至自如运用加样器及其两档档次为止。左手要握住试液瓶，避免打翻放射性试液瓶，造成放射性污染事故。

(6) 运用加样器正式取出放射性试液，依次加入已编号的试管内。用加样器取液时，吸头尖端应浸入试液液面下 1~2mm，不宜过深，也不可过浅，过深则吸头外壁黏附试液较多，易带入试管内，造成应取试液体积增大；过浅易造成空吸。排出试液时，吸头应尽可能深入试管(或其他容器)下部，以基本不接触试管内原有试液为限度，且一边排出试液，一边缓慢上移加样器，直至吸头内尾液全部进入试管为止。

(7) 放射性测量：将试管外壁用吸水纸擦拭后，依次放入 γ 计数器样品架，启动仪器进行放射性测量(表 1-3-12)。

【实验结果】

表 1-3-12　放射性样品测量结果表

试管号
cpm 值
平均值($\bar{X}$)
相对误差($CV\%$)

【实验计算】

(1) 求各管计数的平均值($\bar{X}$)

$$\bar{X} = \sum cpm_i/n$$

(2) 求各管计数的相对误差

$$CV\% = \frac{\sqrt{\dfrac{\sum (X_i - \bar{X})}{n-1}}}{\bar{X} \times 100\%}$$

【注意事项】

(1) 吸样品时，正确手持加样器，右手拇指下压加样器遇到第一次阻碍，放开拇指吸样品。

(2) 加样品时，正确手持吸好样品的加样器，右手拇指下压加样器遇到第一次阻碍，继续下压,直到不能下压为止,使吸头里的全部样品移出。

(3) 吸样时,吸头浸入试液面下 2mm 左右。

(4) 加样时,吸头不能接触试液。

【思考题】

从操作训练中体会并写出加样器的使用要领和注意事项。

实验九　放射性核素衰变的统计涨落和测量误差控制方法

【实验目的】

(1) 熟悉固体闪烁计数器的使用方法。

(2) 通过实验了解放射性核素衰变的统计涨落。

(3) 掌握几种常见的测量误差控制方法。

【实验原理】

1. 放射性核素衰变统计涨落的定义　放射性核素的衰变从总体上来说遵循指数衰减规律,但对单个原子核来说什么时候衰变纯属偶然的独立事件,各核间互不关联,每一瞬间衰变的核数都不相同。因此,对一个具有一定放射性活度而半衰期不太短的放射性核素样本而言,即使在测量条件完全一致的情况下,每次测量的结果都不会相同,有的甚至相差很大,但从测量的计数率分布来看却有以下的规律:与计数均值接近的计数出现的次数多,远离均值的计数出现的次数少,这种规律性的分布称为放射性核素衰变的统计涨落。放射性核素衰变的统计涨落服从统计学中的泊松(poisson)分布。

2. 放射性核素衰变统计涨落的表达形式　由于放射性核素衰变的统计涨落,要得到放射性样品衰变率的真值就必须进行无限次测量或进行无限长时间的测量,这在实际测量过程中是不可能的,我们通常只能作几次测量或在有限时间内做一次测量,求平均值。亦即用样本均值代表总体均值(真值),但样本均值不可能恰好等于真值,总会有一定的偏离,这就是放射性核素测量的统计误差,常用标准误差来表示,标准误差的大小表示接近真值的程度。

根据统计误差的基本分布规律,标准误差(σ)的计数按测量的情况有以下几种计算公式

(1) 以计数 N 表示

单次测量 $\sigma_N = \pm\sqrt{N}$ (N:单次总计数)

多次测量 $\sigma_N = \pm\sqrt{\dfrac{\overline{N}}{A}}$ (A:测量次数;$\overline{N}$:计数均值)

(2) 以计数率 n 表示

单次测量 $\sigma_n = \pm\sqrt{\dfrac{n}{t}}$ (t:测量时间)

多次测量 $\sigma_n = \pm\sqrt{\dfrac{\overline{n}}{A \cdot t}}$ ($\overline{n}$:计数率均值)

为了鉴别和比较不同计数水平的统计误差大小,通常还需计算相对的统计误差称为相

对误差(δ),即放射性核素测量的标准误差与其测定值的百分比。

$$\delta_N = \frac{\sigma_N}{N} = \frac{\sqrt{N}}{N} = \sqrt{1/N}$$

$$\delta_n = \sqrt{\frac{n}{t}}/n = \sqrt{1/nt}$$

$$\delta_{\bar{N}} = \sqrt{\frac{\bar{N}}{A}}/\bar{N} = \sqrt{1/A\bar{N}}$$

$$\delta_{\bar{n}} = \sqrt{\frac{\bar{n}}{A\cdot t}}/\bar{n} = \sqrt{1/A\bar{n}t}$$

利用标准误差和相对误差可对测量值进行容许区间的估算,放射性测量一般要求相对误差控制在5%以内。

统计学原理还规定,同类误差之间的四则运算必须遵循误差的传递公式。

总误差(S_T)等于两个分误差(S_1, S_2)平方和的开方值

$$S_T = \pm\sqrt{S_1^2 + S_2^2}$$

3. 测量误差控制方法　由于放射性核素衰变的统计涨落是客观存在的,所以放射性核素测量的统计误差是不可避免的。从上述各式可以看出总计数越大,相对误差越小;对某一特定样品,测量时间越长,相对误差越小。因此,在放射性样品的测量中,可通过测量的技术性处理控制标准误差和相对误差。常用的方法有以下几种:

(1) 增加总计数 N,减少测量的相对误差,达到提高精密度的目的。

因为 $N = n\cdot t = I\cdot E\%\cdot t$

(I:样品放射性活度;t:测量时间;$E\%$:仪器探测效率;n:计数率)

所以适当增加样品的放射性活度 I、适当延长测量时间 t、设法提高仪器的测量效率 $E\%$,均可使 N 增加。

(2) 适当增加测量次数 A(以三次为宜)能有效地减少标准误差和相对误差,有利于提高测量的准确度和精密度。这是因为标准误差 σ_n 和相对误差 δ_n 都与测量次数 A 的平方根成反比。

(3) 合理分配测量样品和测量本底的时间,在低水平放射性样品的测量中,可以减少本底计数的影响,达到使相对误差尽可能小的效果。

1) 合理安排测量时间:

∵ 样品的 $\sigma_{n_S} = \sqrt{\frac{n_C}{t_C} + \frac{n_b}{t_b}}$

∴ 当总测量时间确定不变时($T = t_C + t_b$),要使 σ_{n_S} 尽可能小, t_C 与 t_b 的测量时间应按

$\frac{t_C}{t_b} = \sqrt{\frac{n_C}{n_b}}$ 分配(n_C :样品计数率; n_b :本底计数率)

由于 $\delta_{n_S} = \frac{\sigma_{n_S}}{n_S} = \frac{\sqrt{(\sigma_{n_C})^2 + (\sigma_{n_b})^2}}{n_S} = \frac{\sqrt{\frac{n_C}{t_C} + \frac{n_b}{t_b}}}{n_C - n_b}$,联立 $\frac{t_C}{t_b} = \sqrt{\frac{n_C}{n_b}}$,

可得方程为

$$t_C = \frac{(n_C + \sqrt{n_C\cdot n_b})}{(n_S)^2\cdot(\delta_{n_S})^2}$$

2）在规定的相对误差 δ_{n_S} 条件下，合理确定 t_C 和 t_b，可满足预定的要求：

∵ 样品放射性净计数率 $n_S = n_C - n_b$

$$\delta n_S = \frac{\sigma_{n_S}}{n_S} = \frac{\sqrt{\frac{n_C}{t_C} + \frac{n_b}{t_b}}}{n_C - n_b}$$

$$若 \frac{n_b}{n_C} < \delta_{n_S} 时, t_C \approx \frac{1}{n_S(\delta_{n_S})^2}$$

t_C 确定后，根据 $\frac{t_C}{t_b} = \sqrt{\frac{n_C}{n_b}}$，$t_b$ 也可以确定。

【实验器材】

（1）γ 计数器。

（2）放射性样品：低活度和高活度放射性样品各 1 支（半衰期适中）。

（3）试管架和镊子。

【实验方法】

1. 放射性统计涨落的分布

（1）测量仪器本底计数率 n_b（取三次平均值）。

（2）将低活度放射性样品放入测量井内盖好铅盖，做定时测量（$t = 10$s），连续 100 次，记录各次测量结果 n_C。

（3）计算出样品的净计数率（n_S），把 n_S 值按等级差分成 10 个档次，统计落入各档次的 n_S 值次数，求出样品净计数率均值 $\overline{n_S}$。

（4）绘制计数率（n_S）档次与档次中含有计数率个数的分布图，并标出 $\overline{n_S}$ 位置。

（5）计算测量的标准误差和相对误差。

2. 放射性核素测量的误差控制

（1）测量仪器本底计数率 n_b，取三次平均值。

（2）测量高活度放射性样品的计数率 n_C，取三次平均值。

若规定 $T = t_C + t_b = 2$ 分钟 时，该样品 t_C 和 t_b 的具体测量时间应如何分配；若规定 $\delta_{n_S} \leqslant 5\%$ 时，该样品 t_C 和 t_b 的合理测量时间是多少？

【思考题】

（1）现有一个 ^{3}H 标准源，产品说明书上标明比活度为 1.60Mbq/g。问：

1）2 年后这个标准源的比活度是多少？

2）相当于每 ml 多少 dpm？（18°C，正十六烷的密度为 $\rho = 0.775$g/ml）

（2）现有样品经测量其 n_C 为 480cpm，本底 n_b 为 20cpm，当要求 $\delta_{n_S} \leqslant 1\%$ 时，问：

1）本底和样品各需测多长时间？

2）如果要求 $\delta_{n_S} \leqslant 5\%$ 时，本底和样品各需测量多长时间？

第四章 放射性核素标记化合物

实验一 蛋白质的碘化标记

【实验目的】

(1) 了解蛋白质和多肽类物质碘标记方法的原理。

(2) 掌握四氯二苯基甘脲(Iodogen)法碘化标记方法的步骤。

【实验原理】

在蛋白质或多肽类物质酪氨酸残基的苯环上,羟基的邻位氢原子易被碘原子置换而生成碘化物:

$$HO-C_6H_4-CH_2-CH(NH_2)-COOH + 2I \longrightarrow HO-C_6H_2I_2-CH_2-CH(NH_2)-COOH$$

放射性碘源是以 Na^*I 形式存在,其中碘核素呈负离子($^*I^-$)形式。在氧化剂作用下,碘离子可被氧化为碘原子:

$$I^- + [O] \longrightarrow I$$

因此,蛋白质、多肽的碘化反应必须在有氧化剂存在的条件下才能完成。

根据碘标记反应氧化物的不同,蛋白质和多肽碘化标记的方法有很多种,如氯胺-T 法、乳过氧化物酶法、乳过氧化物酶-葡萄糖氧化酶法、Iodogen 法、BoltonHunter(3-4-羟基苯-丙酸-N-琥珀酰亚胺脂)酰化试剂法、Iodo-Beads(氯胺 T 的衍生物-N-氯化苯磺酚胺钠)法等。

本实验以 Iodogen 法为例,说明蛋白质和多肽类物质的碘化标记方法的步骤。Iodogen 与氯胺-T 属于氯酰胺碘化反应类型,与氯胺-T 不同的是,Iodogen 不溶于水,是一种固相氧化剂。此法的特点是对蛋白质的氧化损伤小,反应温和,不需要还原剂,操作步骤简单,反应时间相对较长,易于控制,标记重复性好。因此,它是蛋白质、多肽、短肽、单克隆抗体等碘化标记的重要技术,已得到较广泛应用。

【实验器材】

(1) Iodogen 试剂。

(2) Na^*I 放射源。

(3) 二氯甲烷(AR)、Sephadex G50、5%牛血清白蛋白、pH7.6 的 0.5mol/L 磷酸缓冲液、0.14mol/L NaCl、pH7.6 的 0.01mol/L 磷酸缓冲液。

(4) 待标记的蛋白质,50μg/μl。

(5) 塑料小管,微量加样器,层析柱(1cm×20cm),塑料软管。

(6) γ-闪烁计数器:FJ 系列自动 γ 免疫计数器或 FH463 自动定标器或 FT603 井型 γ 探头等。

【实验方法】

1. Iodogen 涂管 称取 1mg 的 Iodogen,置于小试管内,用 1ml 二氯甲烷溶解,在每支

2ml 小塑料试管底部加入 50μl 上述 Iodogen 二氯甲烷溶液。负压真空干燥，塞好管塞，放入有干燥剂的塑料袋，-20°C 保存备用。保存期半年。

2. 碘化反应　Iodogen 涂布的反应管内依次加入以下试剂：pH7.6 的 0.5mol/L 的 PB 100μl、1μg/μl 牛血清白蛋白 50μl，混匀后，加入 18.5×10^{6}Bq 的 $Na^{*}I$，混匀。

↓

室温(20~25℃)下反应 15 分钟，并间断性轻轻震荡数次。

↓

加入 pH 7.6 的 0.5mol/L 的 PB 150μl 终止反应，并静置约 10 分钟。

↓

将反应液放入盛有 200μl 的 5%BSA 的试管内，混匀，立即上柱纯化。

↓

上柱纯化：将上述步骤的反应液缓慢加入预先经 0.01mol/L 的 PB(pH7.6)淋洗液平衡的 Sephadex G50 柱，待反应液恰好完全进柱后，用该淋洗液淋洗，流速 1ml/3min/管，共收集 40~60 管。

↓

每支收集管中取出 10μl 至干净的塑料试管底部，进行 γ 计数测量。

↓

绘制洗脱曲线：以收集管序号为横坐标，每 10μl 收集液的放射性计数为纵坐标。

↓

将第一峰的各管收集液合并，-20℃保存备用。

↓

*I-BSA 放射化学纯度检测：取第一峰混合收集液 10μl 放入小试管内，共 2 支，加入 100μl 的 5%BSA，混匀。再滴加 15%三氯醋酸 2~3 滴，立即摇匀。然后，进行放射性计数测量，离心(2500r/min，10 分钟)，弃上清，测量沉淀物的放射性计数。

根据以下公式计算相关参数：

(1) $\text{标记率估算值}=\dfrac{\text{第一峰放射性计数}}{\text{第一、第二峰放射性计数总和}}\times 100\%$

(2) $\text{标记物放化纯度}=\dfrac{\text{沉淀的放射性计数均值}}{\text{离心前的放射性计数均值}}\times 100\%$

(3) 游离碘率 = 1 - 放射化学纯度

(4) $\text{标记物的放射性比活度}=\dfrac{\text{投入的}^{*}\text{I 放射性活度}\times\text{标记率}}{\text{投入的 BSA 总质量}(\mu g)}$

(5) $\text{标记物的放射性浓度}=\dfrac{\text{标记物的放射性比活度}\times\text{投入的质量}}{\text{第一峰收集液的总体积}(ml)}$

【实验结果】

被标记物：＿＿＿＿＿＿投入质量(μg)：＿＿＿＿＿＿

标记核素：＿＿＿＿＿＿标记方法：＿＿＿＿＿＿

实验记录：

1. 收集液各管放射性计数(表 1-4-1)(每管：＿＿μl，测量时间：＿＿s)

表 1-4-1　放射性计数结果

收集管序号	计数	收集管序号	计数	收集管序号	计数
1		11		21	
2		12		22	
3		13		23	
4		14		24	
5		15		25	
6		16		26	
7		17		27	
8		18		28	
9		19		29	
10		20		30	

2. 洗脱曲线绘于线性坐标纸上

第一峰全峰计数=＿＿＿＿＿＿

第二峰全峰计数=＿＿＿＿＿＿

3. 第一峰合并液管号

合并液总体积=＿＿＿＿＿＿

4. 标记物放射化学纯度检测

离心前放射性计数①=＿＿＿＿＿＿

②=＿＿＿＿＿＿

均值=＿＿＿＿＿＿

离心后沉淀的放射性计数①=＿＿＿＿＿＿

②=＿＿＿＿＿＿

均值=＿＿＿＿＿＿

5. 参数

(1) 标记率：＿＿＿＿＿＿

(2) 放射化学纯度：＿＿＿＿＿＿

(3) 游离碘率：＿＿＿＿＿＿

(4) 放射性比活度：＿＿＿＿＿＿

(5) 放射性浓度：＿＿＿＿＿＿

【注意事项】

(1) Iodogen 在较高温度下易分解，反应温度在 20～25℃以下较为适宜。若室温较高，应将反应小管插入冰浴内进行。此时因反应温度较低，反应时间可以适当延长，以保证有足够的标记率。

(2) 标记反应过程中的振荡次数不宜过多,且应轻轻摇动,否则反应会降低标记率。

(3) 用蛋白沉淀法检测标记蛋白的放射化学纯度时,应在滴加三氯醋酸的过程中不停摇动试管,避免局部浓度过大,形成絮状物裹带游离的放射性碘而导致复管误差大。此外,还可以采用纸层析法进行检测。

(4) 开放型放射性操作应仔细认真,避免污染。

实验二　自身取代法检测标记抗原比活度

【实验目的】

(1) 熟悉自身取代法测定标记抗原比活度的原理。

(2) 掌握自身取代法实验方法。

【实验原理】

在具有相同结合反应性质(反应机制、反应物类型、特异结合试剂的浓度等)的两个反应系统内,当反应达到动态平衡后,在剂量-效应关系上,表现为只要剂量相等,两个反应系统在该剂量点必然等效。反过来讲,两个反应系统具有相同效应时,所对应的剂量相等。以 RIA 为例:设计两个反应系统,一个是常规的标准曲线反应系统,另一个是不用标准抗原而改用递增量标记抗原的自身取代反应系统。两个系统所使用的抗体性质、浓度相同;标记抗原性质相同。在相同的条件下反应,达到动态平衡后,分离 B 和 F,测 B 的放射线,并分别绘制两条曲线:一条为标准曲线(曲线 1)它是以标准抗原剂量 D 为横坐标,结合百分率 $B\%$ 为纵坐标绘制的;另一条为自身取代剂量反应曲线(曲线 2)它是以递增量标记抗原放射性 cpm 为横坐标,结合百分率 $B\%$ 为纵坐标绘制的。

在两条曲线上取相同的 $B\%$ 所对应的剂量值,有以下关系:

曲线 1 的(标记物+标准品)的化学量=曲线 2 的标记物的化学量

曲线 1 的标准品化学量=曲线 2 的标记物化学量-曲线 1 的标记物化学量

等号右侧标记物化学量是以其放射性(cpm)表示,即用曲线 2 该点的反应管所加的标记抗原的放射性,减去曲线 1 反应管所加的标记抗原放射性(在曲线 1 的各反应管中,标记抗原为定量,即各管的放射性相等)所得的差。

该差值除以上式等号左侧的标准抗原化学量即为欲测标记抗原的比活度。

【实验器材】

1. 试剂　RIA 药盒 1 个(任意项目的商品药盒均可,为简化放射性探测,宜用 ^{125}I 标记试剂)。

2. 器材　试管架、塑料试管、加样枪及吸头等。

3. 仪器　低温常速离心机、吸引器、γ 计数器和实验室常规设备。

【实验方法】

加样:曲线 1 按 RIA 药盒说明书加样表中的程序进行。

曲线 2 加样时,将曲线 1 的标准抗原一栏改为递增量的标记抗原,即在曲线 1 所加标记抗原(体积)的基础上,各剂量点以递增量追加标记抗原。

为了保持两条曲线的反应条件一致，在加样完毕后，以曲线 2 中反应体积最大的反应管为准，将两条曲线反应系统各管的反应体积用缓冲液配齐。

↓

用 γ 计数器测定各反应管的放射性（cpm）。

↓

温育、加分离剂、离心、分离 B 与 F 等步骤按药盒说明书进行。

↓

用 γ 计数器测 B 的放射性（cpm），计算各管的 $B\%$：

$$B\% = \frac{\text{各管 } B \text{ 的 cpm}}{\text{分离前测定各管的 cpm}} \times 100\%$$

↓

在坐标纸上绘制剂量-反应曲线。

↓

从曲线纵坐标上取某个 $B\%$，对应查找横坐标的对应值：标准曲线上为标准抗原剂量；自身取代曲线上为标记抗原的 cpm。

↓

计算标记抗原的放射性比活度。

【实验计算】

$$\text{比活度} = \frac{\text{该 } B\% \text{ 对应的曲线 2 横坐标 cpm} - \text{曲线 1 分离 } B\text{、}F \text{ 前各管 cpm 均值}}{\text{该 } B\% \text{ 对应的曲线 1 横坐标标准抗原剂量}}$$

【思考题】

（1）自身取代法测定标记抗原（配体）比活度的依据是什么？

（2）在本实验步骤中，于加样完成后要进行配齐反应体积和两次放射性测量，这些操作有什么意义？

（3）根据实验的实践，试分析影响本法测定准确性的因素。

实验三 核素稀释法测定放射性核素标记化合物的放化纯度

【实验目的】

（1）理解核素反稀释法测定标记化合物放射化学纯度的基本原理。

（2）学习核素反稀释法的要领。

【实验原理】

核素稀释法建立在化学物质被稀释前后其化学量不变的原理基础上。对于放射性物质，被其相同化学形态的非标记物稀释后，其放射性活度不变，而其放射性比活度变小。

用大量的非标记化合物稀释具有相同化学形态的待测标记化合物，称为核素反稀释法。

测定标记物的放射化学纯度是其应用之一。基于在反稀释时，该标记物被稀释的同时，由于放射性杂质与待测标记物不属同种化合物，能在分离纯化操作中被分离。故有以下公式：

反稀释操作后，在分离纯化前，一定化学量的该物质中包括待测标记化合物的放射性 I 和放射性杂质的放射性 i，其放射性比活度：

$$S_1=\frac{I+i}{\text{化学量}},\text{化学量}=\frac{I+i}{S_1} \quad ①$$

分离纯化后，放射性杂质被分离，则相等量的该物质中仅有标记化合物的放射性 I，故：

$$S_2=\frac{I}{\text{化学量}},\text{化学量}=\frac{I}{S_2} \quad ②$$

化学量相等时，式①=式②：$\frac{I+i}{S_1}=\frac{I}{S_2}$

按放射化学纯度定义，$\frac{I}{I+i}=\frac{S_2}{S_1}$，即待测标记化合物的放射化学纯度等于核素反稀释法样品在纯化分离后的比活度 S_2 与纯化分离前的比活度 S_1 之百分比值。

【实验器材】

1. 试剂　^{131}I-BSA（内含未被利用的^{131}I）、BSA、BSA 标准品、Lowey 蛋白质定量试剂、15%三氯醋酸、2N 的 NaOH 等。

2. 器材　试管架、试管、加样枪及吸头。

3. 仪器　离心机、吸引器、井型 γ 探头、定标器、分光光度计，比色杯。

【实验方法】

1. 核素反稀释　取 0.2ml 待检的^{131}I-BSA，加入 2%BSA 溶液 1ml，充分混匀后分为两份。其中一份不做纯化处理；另一份中加入数滴 15%三氯醋酸，立即混匀，离心（3500rpm，10 分钟），弃上清。向沉淀内滴加 2N 的 NaOH，直至沉淀完全溶解。

2. 测放射性　将上述两份样品（未做纯化和已做纯化的样品）各取 0.1ml 测放射性（用井型 γ 探头与定标器），各测 3 次，求 cpm 均值。

3. 蛋白质定量

（1）用标准 BSA 配制成系列浓度后，用 Lowey 法测吸光率（OD），绘制标准曲线。

（2）在相同条件下，各取 0.1ml 上述两份样品进行分光光度法测 OD 值后，从标准曲线上获得它们的蛋白质含量（每种样品 3 份，求均值）。

【实验计算】

（1）计算两份样品的放射性比活度 S_1 和 S_2。

$$S_1=\frac{\text{未纯化样品的放射性}}{\text{未纯化样品的蛋白量}}$$

$$S_2=\frac{\text{纯化样品的放射性}}{\text{纯化样品的蛋白量}}$$

（2）计算待检^{131}I-BSA 样品的放射化学纯度：

$$\text{放化纯度}(\%)=\frac{S_2}{S_1}\times 100\%$$

【思考题】

（1）理解核素稀释法建立的基础。何谓核素反稀释法？

（2）理解核素反稀释法测定标记物放化纯度的方法原理。

（3）用核素反稀释法测定放化纯度时，哪些操作环节对测定结果有较大的影响？

实验四　药物的^{99m}Tc螯合标记

【实验目的】

（1）掌握^{99m}Tc标记药物（螯合法）的基本原理。

（2）了解^{99m}Tc标记（螯合法）MDP的方法。

【实验原理】

锝属元素周期表ⅦB族元素，外层具有7个电子，化学性质与卤族元素相似。锝的氧化价态从-1到+7价，其中+7价最稳定。发生器淋洗得到的$Na^{99m}TcO_4^-$中的锝是+7价，在溶液中最稳定，既不能与络合剂络合，也不能被颗粒所吸附。只有低价锝才能与含有O、N、P、S等元素的化合物形成各种类型的锝配合物。如要制备^{99m}Tc标记药物，必须用还原剂使之还原成低氧化态+3、+4、+5价锝等。目前最常用的还原剂为氯化亚锡（$SnCl_2$），在偏酸性介质中反应如下：

$$2^{99m}TcO_4^- + 16H^+ + 3Sn^{2+} \longrightarrow 2^{99m}Tc^{4+} + 3Sn^{4+} + 8H_2O$$

为保证$^{99m}TcO_4^-$的还原，应使$SnCl_2$过量。为了阻止还原锝和亚锡离子水解，在制备药盒时往往加入足够量的络合剂，并确定好亚锡和络合剂的配比。本实验以MDP为例介绍^{99m}Tc的螯合标记。

亚甲基二膦酸盐（methyenediphosphonate，MDP）是我国最常用的骨显像剂，它含有—P—C—P—的基本结构，静脉注射后，可被骨中的羟基磷灰石晶体吸附或被未成熟的骨胶原结合，沉积在骨骼内，特异性地显示骨骼影像。

【实验器材】

1. 器材　^{99}Mo-^{99m}Tc发生器及配套用品；烧杯、移液管、量筒等玻璃器皿；一次性5ml注射器；射线防护设备。

2. 试剂　亚甲基二膦酸盐（MDP）、$SnCl_2$、H_2O、HCl、NaOH、抗坏血酸。

【实验方法】

1. 试剂的配制

（1）80mg/ml的$SnCl_2 \cdot 2H_2O$溶液：将400mg $SnCl_2 \cdot 2H_2O$溶于0.5ml浓HCl（必要时可加温至溶液清澈透明），加生理盐水至体积为5ml，备用。

（2）2mol/L的NaOH溶液：取2g NaOH，溶于25ml生理盐水中。

2. MDP的^{99m}Tc标记

（1）将100mg MDP和10mg抗坏血酸溶于16ml生理盐水中，必要时可再加2mo1/L的NaOH溶液使之成为清澈溶液。

（2）逐滴加入0.124ml配好的$SnCl_2$溶液。

（3）逐滴用2mol/L NaOH溶液调上述溶液pH6~7。

(4) 加生理盐水,使终体积为20ml。

(5) 从上述溶液中取出1ml至烧杯中,再加入$^{99m}TcO_4^-$淋洗液约740MBq(20mCi)后混匀,静置5分钟即得^{99m}Tc-MDP。

3. 标记物的鉴定

(1) 放化纯度的检验:用纸层析法,展开剂用丙酮,^{99m}Tc-MDP停留于原点,Rf值为0.9~1。

(2) 生物分布:从兔耳缘静脉注射^{99m}Tc-MDP 10mCi,2小时后用SPECT进行兔全身显像。

【实验计算】

计算^{99m}Tc-MDP的放化纯度,并用SPECT观察^{99m}Tc-MDP在兔体内的分布。

【思考题】

(1) 查阅资料,简述^{99m}Tc螯合标记的影响因素。

(2) 观察^{99m}Tc-MDP分布于哪些脏器?说明其原因。

实验五 红细胞的放射性核素标记

【实验目的】

(1) 掌握^{99m}Tc体内和体外标记红细胞的原理及方法。

(2) 比较体内法和体外法标记红细胞的效果。

【实验原理】

Sn^{2+}弥散进入红细胞,并与一种细胞成分结合。同时Tc^{7+}($^{99m}TcO_4^-$)离子也能自由出入红细胞,在有Sn^{2+}存在的条件下,进入红细胞内的Tc^{7+}($^{99m}TcO_4^-$)被还原为Tc^{4+}($^{99m}TcO_2$)。Tc^{4+}不能自由透过红细胞膜,与血红蛋白的珠蛋白β链结合,从而完成红细胞的^{99m}Tc标记。

【实验器材】

1. 动物 家兔1只,体重约2.5kg。

2. 器材 γ免疫计数器1台、常温离心机1台、兔手术台1个、手术剪1把、塑料软管2支、10ml无菌离心管1支、2ml无菌注射器3支、5ml无菌注射器1支、活度计、铅衣、铅眼镜、一次性手套等。

3. 试剂 $^{99m}TcO_4^-$(放射性浓度约为74 mBq/ml)、亚锡焦磷酸盐(PYP)冻干品2支(内含焦磷酸盐10mg,氯化亚锡1mg)、生理盐水20ml、20u/ml肝素生理盐水溶液。

【实验方法】

1. 体内标记法

(1) 5ml生理盐水注入亚锡焦磷酸盐冻干品中,充分混匀后立即自兔耳缘静脉注入家兔体内。

(2) 30分钟后,经兔耳缘静脉注入$^{99m}TcO_4^-$ 370MBq,即完成体内红细胞的标记。

(3) 计算标记率

1) 5分钟后用肝素抗凝注射器从兔耳缘静脉抽静脉血1ml,置于塑料软管中,γ免疫计数器测量放射性计数，得 $cpm_{总}$。

2）在常温条件下，离心（1000r/min，8 分钟），弃上清。沉淀用生理盐水 2ml 重悬，充分混匀后，常温条件下，再离心（1000r/min，8 分钟），弃上清（重复 3 次）。

3）γ 免疫计数器测量沉淀的放射性计数，得 $cpm_{红细胞}$。

4）标记率 $= \frac{cpm_{红细胞}}{cpm_{总}} \times 100\%$。

2. 体外标记法

（1）用肝素抗凝的注射器从家兔耳缘静脉抽取静脉血 2ml，注入亚锡焦磷酸盐冻干品中，充分混匀，室温放置 30 分钟。

（2）加入 $^{99m}TcO_4^-$ 淋洗液 555MBq，充分混匀，室温放置 30 分钟后移入离心管中。

（3）活度计测总的放射性活度。

（4）分离红细胞：方法同体内标记法中计算标记率的第三步，并用活度计测量红细胞的放射性活度。

（5）计算标记率：标记率 $= \frac{红细胞的放射性活度}{总放射性活度} \times 100\%$

【实验结果】

自行设计实验记录表并计算标记率。

【注意事项】

（1）整个操作过程应严格无菌。

（2）注意检查亚锡焦磷酸盐是否在有效使用期内。

（3）分离红细胞时动作轻柔，避免发生溶血。

【思考题】

在红细胞放射性核素标记方法中，体内标记法与体外标记法有何优缺点？

实验六 放射性胶体的制备

【实验目的】

掌握 ^{99m}Tc 标记硫化胶体的基本原理和方法。

【实验原理】

胶体是物质分子的聚合形式，是指那些直径小于 0.3μm 的粒子。胶体粒子在溶液中的悬浮性能很好，在超速离心的条件下才会沉淀。^{99m}Tc 标记的胶体在核医学显像剂中比较常用，它能被单核-吞噬细胞系统吞噬，故可以用于肝、脾、淋巴、骨髓等器官组织的显像，临床上常用的有 ^{99m}Tc -硫胶体、^{99m}Tc -硫化锑胶体及 ^{99m}Tc-植酸钠胶体。植酸钠本身不是胶体，但它易于与血液中的 Ca^{2+} 螯合，形成植酸钙胶体。

^{99m}Tc 标记胶体主要通过共沉淀的机制实现，即微量的放射性物质随非放射性物质胶体的产生而从溶液中转入固相，按其机制的不同可分为共晶共沉淀和吸附共沉淀。共晶共沉淀是指微量放射性物质分布在常量物质胶体颗粒内部，进入其晶格中，形成混晶。吸附共沉淀是指微量放射性物质被吸附在常量物质的无定形沉淀的表面，而从溶液中转入固相。

【实验器材】

1. 动物　家兔 1 只，体重约 2.5kg。

2. 器材　SPECT 仪、γ 免疫计数器 1 台、常温离心机 1 台、水浴锅 1 个、兔手术台 1 个、手术剪 1 把、塑料软管 2 支、2ml 无菌注射器 3 支、5ml 无菌注射器 1 支、新华滤纸、层析缸、微量注射器、活度计、铅衣、铅眼镜、一次性手套、算术坐标纸。

3. 试剂　硫化胶体标记试剂盒 1 套：含冻干品 1 瓶(2.0mg 硫代硫酸钠、2.3mgEDTA 二钠、18.1mg 明胶)、0.15mol/L 的盐酸 2.0ml、缓冲液 2ml(含 NaH_2PO_4 49.2mg、NaOH 15.8mg)、生理盐水 1000ml、20u/ml 肝素生理盐水溶液、$^{99m}TcO_4^-$(放射性浓度不超过 18.5GBq/ml)。

【实验步骤】

1. ^{99m}Tc 标记硫化胶体

(1) 将 $^{99m}TcO_4^-$ 洗脱液 1～3ml 注入硫化胶体冻干品中，轻摇使冻干品溶解。

(2) 临用前，取 0.15mol/L 的盐酸 1.5ml 注入到上述反应瓶中，再次摇匀。

(3) 将反应瓶置于沸水浴中(确保溶液液面低于水浴液面)5 分钟。

(4) 将反应瓶冷却 3 分钟，临用前抽取缓冲液 1.5ml 注入到反应瓶中，再次摇匀。即得 ^{99m}Tc-硫化胶体，制备好的胶体贮于 15～30℃，放置时间越短越好，在 6 小时内使用最佳。

2. ^{99m}Tc-硫化胶体的鉴定和临床应用

(1) 计算放化纯度：采用纸层析法，展开剂为甲醇水溶液。

(2) 肝脾显像

1) 图像采集：家兔仰卧固定于兔手术台，置于 SPECT 仪探头下，注射器抽取 ^{99m}Tc-硫化锑胶体 74mDq，由兔耳缘静脉注入，立即动态采集 1 分钟，1 帧/s，共 60 帧；并分别于注射后 3 分钟、5 分钟、15 分钟、30 分钟、60 分钟静态采集，采集时间均为 1 分钟。

仪器条件：低能通用型探头，能峰 140KeV、20% 窗宽、矩阵 64×64。

2) 图像处理

A. 动态图像处理：SPECT 后台处理程序分别自动画出家兔心脏、肝脏、脾脏的时间-放射性曲线，比较它们的走势；并将动态图像合并为一张，即为注射后 1 分钟的静态图像。

B. 静态图像处理：分别用 SPECT 后台处理程序勾画出注射后 1 分钟、3 分钟、5 分钟、15 分钟、30 分钟、60 分钟家兔心脏、肝脏、脾脏的 ROI(感兴趣区)，分别计算它们的放射性计数。然后以时间为横坐标，放射性计数为纵坐标，在算术坐标纸上作时间-放射性曲线。

【实验结果】

自行设计实验记录表，并在坐标纸上绘制层析谱，并计算标记物的放射化学纯度；绘制被检脏器的放射性动态分布图，并作出评价。

【注意事项】

整个操作过程应严格无菌。

【思考题】

(1) 放射性胶体与放射性颗粒有何区别？

(2) 放射性胶体除用于肝、脾显像外，在临床上还有何用途？为什么？

第五章 放射性核素示踪技术

实验一 ^{3}H-TdR 掺入的淋巴细胞转化实验

【实验目的】

（1）熟悉细胞体外培养放射性核素标记物掺入法的原理和方法。

（2）掌握均相样品制备方法。

（3）了解液体闪烁计数器的使用方法。

【实验原理】

T 淋巴细胞受植物血凝素（PHA）激活后，进入细胞周期进行有丝分裂。整个细胞周期分为 G_1、S、G_2、M 四个时期，当细胞进入 S 期时，在培养液中加入放射性核素^{3}H 标记的 DNA 前身物质胸腺嘧啶核苷（TdR），^{3}H-TdR 将被摄取掺入到新合成的 DNA。根据掺入细胞核内 DNA 的放射性核素^{3}H 的量，即可推测细胞受 PHA 刺激而增殖的程度。

【实验器材】

（1）^{3}H-TdR。

（2）RPMI-1640 培养液。

（3）肝素、PHA、生理盐水。

（4）3.6%NaCl、10%三氯醋酸、甲酸、30%H_2O_2。

（5）溶水性闪烁液。

（6）液体闪烁计数器、离心机。

【实验方法】

（1）取肝素抗凝血 0.8ml，加入 RPMI-1640 培养液 11.2ml，摇匀后分 4 管，每管 3ml，编号。

（2）1、2 管加入 0.2ml PHA，使其终浓度为 100μg/ml；3、4 管为对照管，加入 0.2ml 生理盐水。

（3）摇匀，加塞，置 37℃培养箱中，培养 56 小时（中间轻摇数次）。

（4）取出，并于每管中加入^{3}H-TdR 2μCi（2μCi/0.1ml），摇匀，继续培养 16 小时。

（5）培养结束，制备样品（均相法）。

1）将管内容物摇匀，离心（3000r/min，10 分钟），弃上清。

2）加蒸馏水 3ml，振荡 50 秒，使绝大部分红细胞胀破，再加入 3.6%NaCl 溶液 1ml，使之恢复等渗，离心（3000r/min，10 分钟），弃上清。

3）沉淀细胞加生理盐水 5ml，洗涤，离心（3000r/min，10 分钟），弃上清。

4）在沉淀细胞中加入 10%三氯醋酸 2ml，使核蛋白完全沉淀，离心（1500r/min，10min），弃上清。

5）将沉淀物于 85℃烘干。

6）每管加甲酸 0.1ml、30% H_2O_2 2 滴，继续于 85℃ 中加热，至溶液呈无色，并且无气泡产生。

7）每管用 10ml 溶水性闪烁液分 3 次将细胞消化物洗下，倾入闪烁杯中，使之成为澄清的均相溶液。

8）闪烁杯避光 4 小时以上，用液体闪烁计数器测量各样品管的 cpm。

【实验计算】

$$SI = \frac{\text{PHA 刺激管 cpm 均值}}{\text{对照管 cpm 均值}}$$

【思考题】

（1）培养液的 pH 通常为多少为宜？

（2）为使细胞有足够的氧气量维持其新陈代谢，培养容器在培养箱中怎样放置？

（3）^{3}H-TdR 的比活度一般为 5Ci/mM，为什么？

（4）利用低渗法破坏红细胞时，应在 1 分钟内迅速恢复等渗状态，为什么？

实验二　体内示踪动力学实验

【实验目的】

（1）通过实验进一步理解示踪动力学的基本原理和临床意义。

（2）初步掌握示踪动力学的基本方法。

【实验原理】

研究药物在体内的量变规律，要用动力学实验技术。当该药物用放射性核素标记作为示踪剂，应用示踪技术进行定量，以达到了解被示踪药物在体内的量变规律，称为放射性核素示踪动力学。这项技术涉及两方面，一是示踪概念，即这类方法具有示踪技术的基本特点，应按核技术的基本规则加以应用。二是动力学概念，其核心是动态观察和定量分析。药物在体内量变规律研究的动力学实验技术（包括放射性核素示踪动力学）建立在以下知识的基础上。

首先，将非常复杂而又十分完整的机体模拟为简单的物理模型，以便于定量计算。模拟的方法有隔室模型、生理学模型和非隔室模型。隔室模型创建最早，应用广泛，计算较容易，但是模拟本身过于简单。后两种模型更接近机体的实际情况，但计算复杂。现以隔室模型为例，说明这类技术的基础。所谓隔室，是以示踪物在体内的运转速率为依据，凡是某些脏器和组织，在接受和清除示踪物的速率常数相同或接近时，则属于同一个隔室。这样将复杂的机体简化为由一个或多个“隔室”组成的体系。

第二，有了简化的模型之后，还需要用适当的数学关系式对物质在体内的转移速度加以描述。因为不同的物质依其物理、化学和生物学性质的不同，以不同的机制通过脏器或组织的生物膜系统发生转移。其转移速度与示踪物质的性质和特点有关。如按转移机制分为脂溶扩散、膜孔扩散、主动运转、胞饮运转、易化扩散等。不论属于何种机制，都是示踪物由膜的一侧转移到另一侧的现象。在放射性核素示踪动力学工作中，是以放射性测量作为物质的定量手段。因此，示踪物在膜两侧的动态量变可以用时间放射性曲线的方式加以表达。而曲线的变化规律，又可以从数学关系式上归纳为线性和非线性两种动力学类型。

所谓线性动力学,是指示踪物质由生物膜的一侧转移到另一侧,其转移量的变化与时间呈线性关系;而非线性动力学是指这种量变与时间呈非线性关系。

第三,由于示踪动力学是在速率论的基础上建立的,因此,速率及时间参数是其核心内容,反映了示踪物质转移的绝对速度、相对速度及与此相联系的时间参数。有了模型系统与动力学类型之后,就可以计算出代表和决定模型特征的动力学参数值。常用的有:速率常数、时间常数、容积常数和生物利用度等。

示踪动力学在核医学领域中的应用有两个方面:一是以研究被示踪的物质本身为目的,以了解该物质在体内的特点和规律,为新药设计、剂型研究、药物结构与疗效,选择合理的给药方案和放射性示踪剂的最佳工作条件的选择等提供重要依据;二是以研究受检者的功能状态为目的。机体的功能状态对示踪物在膜两侧的转移规律有直接影响,通过比较观察,可以评价机体的功能状态。在临床核医学中,主要应用于脏器功能、血流量、物质的体内容量(代谢库)和时间参数(各种半减期)测定等。

本实验以^{131}I-邻碘马尿酸钠(^{131}I-OIH)为示踪剂进行示踪实验,目的是了解示踪动力学的基本原理和方法。

根据已有的知识,放射性药物^{131}I-OIH与体内的马尿酸钠具有相同的生化特性,当给受检者静注^{131}I-OIH后,随血流进入人肾脏;由肾小管上皮细胞吸收,并有约80%分泌到肾小管管腔内,而后随尿流经肾盂、输尿管和膀胱而排出体外。因此,^{131}I-OIH主要由肾脏廓清。^{131}I-OIH在血中浓度随时间增加而逐渐下降,其下降曲线在半对数坐标纸上呈双指数下降的特点,分为快速和慢速下降段。快速下降段是以^{131}I-OIH被肾脏摄取浓聚为主的分布相,慢速下降段则反映^{131}I-OIH由肾脏分泌排除为主的分布后相。因此,一次由静脉注入^{131}I-OIH的示踪动力学属于双库系统,由初始库采样的放射性比活度时相曲线具有双向通道的双指数函数特征,可用下图(图1-5-1)和函数式表示:

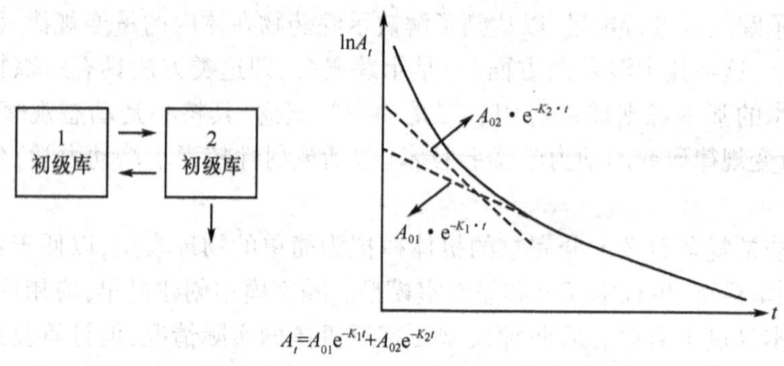

图1-5-1 双向通道的双指数函数曲线

用剥谱法解析双指数函数式中的四个参数K_1、K_2、A_{01}、A_{02},将双曲线尾部的直线部分延长与纵轴相交,再通过直线回归求出A_{02}和K_2。将双曲线前部几个点的实测值减去曲线尾部直线的回归线上相应点的数值后,形成一个斜率更大的直线,对这个直线再次回归,即可获得A_{01}和K_1(A_{01}、A_{02}分别是两条直线的截距;K_1、K_2则是其斜率)。

在获取上述四个参数的基础上,再用代谢区分析法计算动力学参数。

1. 采样库大小 本实验的采样库是血液,根据曲线分解,血浆中^{131}I-OIH的比活度被分解为$t=0$时的A_{01}和A_{02},所以实际上为$A_{01}+A_{02}$,依据核素稀释法原理,库的大小计算公式为

$$P_a = \frac{\text{输入的示踪物总活度 } D(\text{dpm})}{A_{01} + A_{02}(\text{dpm/mmol})}$$

P_a 表示分布容积；

$V_a = P_a / C_a$，式中 C_a 为每 ml 血浆中含有的 ^{131}I-OIH 量（可由 RIA 等方法测得）。

2. 两库的更新速率常数 设任意时刻 t 时，两库的示踪物总量分别为 Q_a 和 Q_b，两库的更新速率常数分别为 K_{aa} 和 K_{bb}，而由 a 库到 b 库及由 b 库到 a 库的速率常数分别为 K_{ab} 和 K_{ba}，则单位时间内离开 a 库和 b 库的活度分别是 $K_{aa} \cdot Q_a$ 及 $K_{bb} \cdot Q_b$，而进入两库的活度分别是 $K_{ab} \cdot Q_b$ 及 $K_{ba} \cdot Q_a$，于是可列出两库中总活度变化的微积分方程如下：

$$\mathrm{d}Q_a/\mathrm{d}t = K_{ab} \cdot Q_b - K_{aa} \cdot Q_a \quad ①$$

$$\mathrm{d}Q_b/\mathrm{d}t = K_{ba} \cdot Q_a - K_{bb} \cdot Q_b \quad ②$$

将 $A_t = A_{01}\mathrm{e}^{-K_1 t} + A_{02}\mathrm{e}^{-K_2 t}$ 的两侧乘以 P_a，则 $A_t \cdot P_a = Q_a$

$$\therefore Q_a = P_a(A_{01}e^{-K_1 t} + A_{02}e^{-K_2 t}) \quad ③$$

再将上述式①和式②用 Laplace 变换法积分后，合并可消去 Q_b，再将式③代入消去 Q_a，可得：

$$K_{aa} = \frac{P_a}{D}(A_{01}K_1 + A_{02}K_2)$$

$$K_{bb} = \frac{P_a}{D}(A_{01}K_2 + A_{02}K_1)$$

3. 两库的更新时间参数 半更新时间 $(T_{1/2})_a$ 和 $(T_{1/2})_b$，根据时间与更新常数之间的关系式：

$$T_{1/2} = 0.693/K$$

$$\therefore (T_{1/2})_a = 0.693/K_{aa}, (T_{1/2})_b = 0.693/K_{bb}$$

【实验器材】

1. 仪器 计数器（γ 定标器和井型 γ 探头）。

2. 试剂 ^{131}I-邻碘马尿酸钠、苯巴比妥钠、肝素抗凝液、生理盐水。

3. 材料 眼科剪刀、丝线、动脉夹、小口径硅橡胶管（长约 30 厘米，一头剪成斜圆口）、三通胶接口、1ml 注射器 1 副、5ml 注射器 10 副、20ml 注射器 1 副、小离心管（或试管）10 支、秒表 1 只、测量试管 10 支、半对数坐标纸若干。

4. 动物 2~3kg 家兔 1 只。

【实验方法】

（1）动物动脉插管：家兔用苯巴比妥钠按 3mg/kg 进行腹腔注射麻醉。打开颈部（或腹股沟）皮肤，找出一侧动脉，按生理实验的方法剪开并插入硅胶管。连接一个三通接口，一路缓慢注入生理盐水（用 20ml 注射器）以防凝血。另一路准备采血用。

（2）用 1ml 注射器从兔耳静脉一次性注入示踪剂 ^{131}I-OIH（3.7~7.4MBq/kg 体重），注射完毕启动秒表。

（3）注射完毕后 1 分钟、2 分钟、3 分钟、5 分钟、7 分钟、10 分钟、15 分钟、20 分钟、25 分钟、30 分钟、40 分钟，各采血 1.5~2.0ml，放入对应编号的盛有 50μl 肝素抗凝剂的小离心管内（或小试管），轻轻混匀。

（4）血样离心（2500r/min，15 分钟）后，各管取 1.0ml 血浆移入测量试管（事先对应编号），用 γ 计数装置进行放射性测量。

(5) 将测得的计数率换算为衰变率(dpm):按以下公式计算 γ 计数器的测量效率(E):

$$\text{dpm} = \frac{\text{测得的 cpm}}{E}$$

(6) 将计算的 dpm/ml 转换为 mmol/ml 或 nmol/ml 或 pmol/ml 后,在半对数坐标纸上绘制 $\ln A_t$-t 曲线。

(7) 对绘制的双曲线进行波谱解析,确定双指数函数式的四个参数:A_{01}、A_{02}、K_1、K_2。

(8) 计算动力学参数:P_a、K_{aa}、K_{bb}、$(T_{1/2})_a$ 和 $(T_{1/2})_b$。

【实验结果】

(1) 实验记录(表 1-5-1):^{131}I-OIH 的比活度(S)= ＿＿＿＿＿＿;E= ＿＿＿＿＿＿。

表 1-5-1　实验数据记录表

A_t	1	2	3	5	7	10	15	20	25	30	40
cpm/ml											
dpm/ml											
pmol/ml											

(2) $\ln A_t$-t 曲线(绘在半对数坐标纸上)。

(3) 波谱法解析曲线结果:

A_{01} = ＿＿＿＿＿＿;K_1 = ＿＿＿＿＿＿;A_{02} = ＿＿＿＿＿＿;K_2 = ＿＿＿＿＿＿

(4) 动力学参数

P_a = ＿＿＿＿＿＿

K_{aa} = ＿＿＿＿＿＿

K_{bb} = ＿＿＿＿＿＿

$(T_{1/2})_a$ = ＿＿＿＿＿＿

$(T_{1/2})_b$ = ＿＿＿＿＿＿

【注意事项】

(1) 吸取和注入放射性示踪剂时应认真仔细,尽可能准确。

(2) 静脉推注应快速完成。

(3) 采样时尽可能按设计时相快速完成,尤其是注入完毕后开始的几个时相,间隔时间很短,更应给予充分注意。所以,本实验时,参与人员应事先做好分工,各司其职,有条不紊地进行。

实验三　^{131}I-邻碘马尿酸钠在小鼠体内的分布

【实验目的】

(1) 了解放射性核素标记的示踪物在机体内的分布与非标记物的一致性。

(2) 掌握示踪法分布实验的基本方法。

【实验原理】

示踪法研究药物和毒物等物质在体内的吸收、分布与排泄规律基于以下两点:一是放射性核素标记的物质,其理化性质和生物学性质与未标记前基本不变,即标记物与其非标记物在体内的行为是一致的。因此,人们通过追踪标记物在体内的运行、转移、蓄积、排出的规律,就能知晓内源性或外源性该物质在体内的行为规律。二是利用放射性核素具有放射性易于识别的特殊性质。

本实验使用的示踪剂是^{131}I-邻碘马尿酸钠,它是一种放射性药物,与体内的邻碘马尿酸钠具有相同的生化特性。在体内的运行路线:经血流进入肾脏→肾小管上皮细胞吸收并分泌到肾小管管腔内→随尿液流经肾盂→经输尿管进入膀胱→随尿液排出体外。从以上路线可知,从血液给予^{131}I-OIH后的较短时间内,血液、血流丰富的脏器、肾脏及其附件、膀胱、尿液中均有放射性计数,且随时间延长,血液和血运丰富的组织中放射性迅速减少,而有更多的放射性集中在肾脏、膀胱及尿液中。

【实验器材】

(1) 小鼠1只、小鼠固定盒1个、1ml注射器1副、眼科剪刀、镊子、搪瓷盘、吸水纸、烧杯、天平、试管。

(2) γ计数器(定标器和井型γ探头)1套。

(3) 蒸馏水、^{131}I-OIH(^{131}I-邻碘马尿酸钠)。

【实验方法】

(1) 将小鼠放入固定盒内,露出尾巴。用1ml注射器吸取^{131}I-OIH,经小鼠静脉注入(3.7~7.4MBq/kg体重),容积<0.1ml。

(2) 各实验组按以下时相分别处死动物并取材。处死时相为注射^{131}I-OIH完毕后10分钟、20分钟、30分钟、40分钟、60分钟。

取材:处死小鼠后,取出小鼠的脑、心、肝、脾、肺、肾、血、尿(由膀胱抽出)。脏器取出后放入生理盐水中,洗去表面血污,再用吸水纸吸干水分,称重后放入测量试管。血液和尿各取0.5ml直接放入测量试管。

(3) 将盛有样品测量试管放入井型γ探头进行放射性测量,以空试管测本底。

【实验结果】

(1) 实验记录(表1-5-2):仪器:________;本底计数率:________;时相:________。

表1-5-2 实验数据记录表

样品	脑	心	肝	脾	肺	肾	血液	尿液
质量(mg)								
放射性(cpm)								
净计数率(cpm)								
比活度(cpm/mg)								

(2) 各实验组交流实验结果,比较不同时相各组织器官的放射性变化,理解不同时相^{131}I-OIH在脏器中的分布差异,绘出分布的时相图。

【注意事项】

(1) 小鼠尾静脉注入示踪剂应仔细认真,避免放射性药物渗漏。

(2) 本实验的分布时相观察采用多个实验组分工的办法。因此,有两点必须注意:

1) 小鼠重量要称准。

2) 按体重计算的^{131}I-OIH 量要准确。为防止组间实验误差过大而影响实验结果,可以先将输入的^{131}I-OIH 进行总放射量测量,各组织器官的放射量除以总放射量,以百分数来表示各组织器官的放射性。这样可以部分地消除因称重、取样不准和使用的测量仪器不同等因素造成的误差。

(3) 放射性废物应统一集中处理,不可当作一般废物而乱倒乱丢。

实验四 小鼠心肌营养性血流量的检测

【实验目的】

(1) 熟悉放射性核素示踪技术的原理。

(2) 掌握放射性核素示踪技术的方法。

【实验原理】

应用^{86}Rb 作为示踪剂,其生物学特性和理化性质与^{42}K 相似,它能进入心肌细胞,对心肌具有特殊的亲和力。^{86}Rb 进入血液后,心脏冠状动脉血流量越大,心肌摄取^{86}Rb 的量越多。因此,心肌摄取^{86}Rb 增加,说明营养心肌的血流量大。利用该原理可以研究和筛选改善冠状动脉血液循环的药物。

【实验器材】

(1) 氧化^{86}Rb 工作液(3.7×10^4Bq/0.1ml)、垂体后叶素注射液、生理盐水。

(2) 体重 21~24g 小白鼠,对照和实验组各取 8 只。

(3) 卡介苗注射器、手术剪、蚊式钳、小鼠固定器、试管、吸水纸、γ 计数器。

【实验方法】

1. 实验组 给小鼠腹腔注入垂体后叶素,10 分钟后,再由尾静脉注入^{86}Rb 工作液(3.7×10^4Bq/0.1ml),30 秒后立即断头处死。剪开胸腔,迅速取出心脏,并做十字切口(在 30 秒内完成),用生理盐水冲洗心腔内血液,吸水纸吸干液体。然后,放入含有 1.0ml 生理盐水的试管中,测量放射性计数率。

2. 对照组 给小鼠腹腔注射生理盐水,10 分钟后,再从尾静脉注入与实验组同等剂量的示踪剂,其余操作与实验组相同。

【实验结果】

测量各组的计数率(cpm),计算平均值和标准差及其心肌摄取^{86}Rb 的增减率。

$$\text{增减率}(\pm)=\frac{\bar{A}-\bar{B}}{B}\times100\%$$

$\bar{A}$ =实验组小鼠心肌摄取^{86}Rb 的计数率(cpm)均数

$\bar{B}$ =对照组小鼠心肌摄取^{86}Rb 的计数率(cpm)均数

【注意事项】

(1) 吸取放射性药物时,多吸取一些(0.2~0.4ml)。

(2) 注射时应先从远心端开始,逐步向近心端注射。

(3) 小鼠尾静脉注射时,针管调节或排气时,用棉球挡住针头,避免针头溅出放射性药物。注射技术要求熟练和准确,注射完毕后拔回针头时,要注意用棉球压迫注射部位,防止血液溢出。

(4) 测量时应先将试管外壁擦干净,防止放射性药物污染探测器。

(5) 实验结束后的废物应分类处置。

【思考题】

(1) 简述示踪实验的原理。

(2) 简述本实验的注意事项。

实验五 放射性化合物体内吸收率的检测

【实验目的】

掌握放射性化合物在体内吸收率测定的原理及方法。

【实验原理】

放射性化合物被机体组织或靶器官吸收后,将进一步参与机体内各种代谢活动,观察放射性化合物被机体吸收的量及部位是研究这些代谢活动的基础,而放射性化合物在机体或靶器官中的吸收率则是这类研究的基础。

测定吸收率有以下两种常用的方法:

(1) 通过测定残余量求出吸收量,进而计算吸收率:此法简单但有一定的局限性,如残余物收集不完全可产生误差;用非 γ 射线的化合物时,需进一步对残余物进行放射性化合物提取处理。

(2) 整体计数法:直接测定机体整体吸收量,计算其吸收率,此法需专用的能够测量整个机体的 γ 计数器。

本实验以喂食大鼠^{131}I-三酰甘油为例,测定大鼠粪便中排出的残余放射性,利用下列公式求出整个机体对^{131}I-三酰甘油的吸收率

$$吸收率 = \frac{摄入量 - 残余量}{摄入量} \times 100\%$$

【实验器材】

大鼠 1 只、带有钝针头 2ml 注射器 1 副、大鼠固定架 1 个、大小烧杯各 1 个、代谢笼 1 个、活度计 1 台、0.5 mCi 的^{131}I-三酰甘油。

【实验方法】

(1) 将大鼠固定在大鼠固定架上。

(2) 用注射器将^{131}I-三酰甘油 0.5mCi 灌入大鼠胃中。

(3) 将大鼠放入代谢笼中,并开始收集粪便。

(4) 一直收集 72 小时,必要时收集 96 小时。

(5) 用活度计测定收集到的粪便的总放射性活度。

【实验结果】

将上述数据代入公式中求出吸收率,对于半衰期短的核素需作衰变校正处理。

【注意事项】

(1) 收集粪便要完全。

（2）注意放射性污染，做好防护。

【思考题】

吸收率与哪些因素有关？

实验六　放射性药物体内分布实验

【实验目的】

（1）了解放射性核素标记的示踪物在机体内的分布及其与非标记物的一致性。

（2）掌握体内示踪实验的基本原理和方法。

【实验原理】

被核素（放射性核素与稳定性核素）标记的药物、毒物及其他生理物质，其理化性质、生物学活性与未标记前基本一致。因此，人们通过追踪标记物在体内的运行、转移、蓄积、排出的规律，了解该物质在体内的行为规律。标记物在体内的吸收、分布和排泄可以借助辐射探测仪器作定量测定。测定结果反映出被研究物质在体内的吸收、分布和排泄的规律。

【实验器材】

（1）小鼠 6 只、固定盒 1 只、0.5ml 注射器、4 号注射针头、眼科剪、镊子、搪瓷盘、γ 免疫计数器、测量用试管、吸水纸、烧杯、天平、称量纸。

（2）^{99m}Tc-DTPA。

【实验方法】

（1）将小鼠固定于固定盒内，露出尾巴，从小鼠尾静脉注射 0.2ml 的 ^{99m}Tc-DTPA，然后将小鼠放入烧杯中。

（2）分别于注射药物后 2 分钟、5 分钟、10 分钟、20 分钟、30 分钟、60 分钟颈椎脱臼法处死小鼠，取心、肝、脾、肺、肾，分别用吸水纸吸去脏器表面血污后称重。

（3）取各脏器 150~200mg 放入试管底部。

（4）放射性测量。

【实验结果】

自行设计实验记录表，并计算各脏器的放射性比活度及分布百分率，绘制各脏器的时间-放射性曲线。

分布百分率＝脏器放射性比活度×脏器重量/注入放射性总计数率×100%。

【注意事项】

（1）小鼠体重应基本一致，以利于实验组间比较。

（2）取脏器一定要完整，清理掉附着组织、脂肪，准确称重。

【思考题】

（1）放射性核素示踪实验研究物质体内行为的原理和方法是什么？

（2）^{99m}Tc-DTPA 在小鼠体内分布有什么特点？

实验七　核素示踪法用于核酸分子杂交技术

【实验目的】

掌握用 α-^{32}P 标记的探针检测 DNA 与 RNA 表达的斑点杂交方法。

【实验原理】

核酸分子杂交是用已知的 DNA 或 RNA 探针检测样品中未知的核苷酸序列。如两者有匹配的核苷酸序列,则在一定条件下通过碱基互补原则互相结合,再经显影或显色显示出来。DNA 斑点杂交是核酸分子杂交的方法之一,其方法原理是将 DNA 或 RNA 变性后直接点样吸附于固相支持滤膜上,然后用标记探针与之杂交,洗涤去除未反应探针,采用放射自显影或显色反应检测显示杂交信号,分析结果。

【实验器材】

1. 仪器与器皿　恒温水浴箱、同位素探测仪、自动光密度扫描仪、真空抽滤加样器、X 线胶片曝光盒(带增感屏)、恒温摇床、微量移液器、Tip 尖、塑料封口机、尼龙膜。

2. 试剂

(1) 20×SSC(含 3mol/L NaCl,0. 3mol/L 柠檬酸三钠):称取 175. 32g NaCl,用 700ml 双蒸水充分溶解后,加 88. 2g 柠檬酸三钠,溶解后加双蒸水至 1000ml。8×10^{5}Pa 高压蒸汽灭菌 15 分钟。

(2) 4%多聚甲醛溶液

1) A 液:称取 4g 多聚甲醛,加 40ml 双蒸水,加温至 60℃后,边摇动边滴加 1mol/L NaOH 至全部溶解。

2) B 液:称取 1. 69g 磷酸二氢钠($NaH_2PO_4 \cdot H_2O$),加 30ml 双蒸水溶解。

3) C 液:称取 0. 39g NaOH 溶于 20ml 双蒸水中。

将 B 液与 C 液混合后再与 A 液混合,以 1mol/L NaOH 或 1mol/L HClpH 调至 7. 2~7. 4,加双蒸水至 100ml。4℃保存。

(3) 去离子甲酰胺。

(4) 10% SDS。

(5) 20×Denhardt 溶液[含 1% BSA,1% PVP-40(聚乙烯吡咯烷酮),1% Ficoll-400(水溶性聚蔗糖)]:分别称取 1g BSA,1g PVP-40,1g Ficoll-400,用少量双蒸水溶解混合,加双蒸水至 100ml。过滤灭菌,储存于-20℃备用。

(6) 1mol/L Na_2HPO_4(pH7. 0)、0. 5mol/L EDTA(pH8. 0)。

(7) 10mg/ml 鲑鱼精 DNA、硫酸葡聚糖、3%牛血清白蛋白。

(8) 100mmol/L Tris-HCl(pH7. 5)、1mol/L NaCl。

(9) 底物缓冲液:含有 100mmol/L Tris-Cl(pH9. 5)、1mol/L NaCl、5mmol/L $MgCl_2$。

(10) α-^{32}P 标记的 DNA 探针。

【实验内容】

α-^{32}P 标记 DNA 探针的斑点杂交操作步骤如下:

1. 样膜制备

(1) 核酸样品的预变性:所取 DNA 及 RNA 样品的量视情况而定,一般可加 10~20μg。

1）DNA 样品：样品 DNA 溶于水或 TE 中，煮沸 5～10 分钟，冰浴中迅速冷却，使其变性。

2）RNA 样品：在 0.5ml Eppendorf 管中加入下列试剂：

RNA 样品	10μl
20×SSC	2μl
甲醛	7μl
甲酰胺	20μl

混匀置 68℃温育 15 分钟，并迅速置冰浴中至少 5 分钟。

（2）尼龙膜的预处理：戴上干净手套，取尼龙膜按需要剪成合适大小，并剪掉一角作为点样顺序标记。如采用手工点样，用铅笔在尼龙膜上按 0.8～1cm² 的面积标上小格。用蒸馏水浸湿，再浸入 6×SSC 溶液中至少 30 分钟，将膜取出风干待用。

（3）点样：可根据情况选用手工直接点样或用真空抽滤加样器（斑点或狭缝）点样。

1）手工直接点样：用微量移液器将经变性处理的核酸样品依次点到尼龙膜的标记点上。斑点直径不要过大，应控制在 0.5cm² 以内。单个样品分少量多次点样，边点样边风干。

2）斑点（狭缝）真空抽滤加样器点样：①常规方法清洗加样器后，用 0.1mol/L NaOH 清洗点样器，无菌三蒸水充分冲洗。②将尼龙膜湿润后覆盖在加样器支持垫上（或为预先湿润的滤纸），小心排除气泡。尼龙膜覆盖不到的部分需用 Parafilm 膜封闭。重新安装好加样器，接通真空泵。③在加样孔加满 10×SSC，真空抽滤至所有液体被抽干。关闭真空泵，重复 1 次。④在上述经预变性处理的样品中加入 2 倍体积 20×SSC，分别加至各孔，真空抽滤。待全部液体抽干后，再加 10×SSC 抽滤 2 次。⑤待 10×SSC 抽干后继续维持真空 5 分钟，使尼龙膜干燥。

（4）固定：点样后的样膜，置滤纸上，室温自然风干，然后真空 80℃烘烤 2 小时固定核酸样品。固定的样膜，封存于塑料袋内待用（−20℃可保存若干月）。

2. 预杂交　将封存样膜的塑料袋剪一斜角开口，加少量的 2×SSC 使其湿润，弃余液。按 150～200μl/cm² 膜，加入预杂交液，去除袋内气泡，封好塑料袋斜角开口处。将此塑料袋浸入恒温水浴箱中，42℃温育 2～4 小时。

预杂交液各组分的终浓度为：

6×SSC

50%去离子甲酰胺

5×Denhardt 液

0.5mg/ml 鲑鱼精 DNA

0.5%SDS

3. 杂交

（1）配制杂交液（终浓度）

6×SSC

5×Denhardt 液

50%去离子甲酰胺

0.1mg/ml 鲑鱼精 DNA

0.5%SDS

（2）探针变性：采用放射性标记双链 DNA 探针，需变性处理。一般将 DNA 探针在沸水浴中煮沸 5 分钟，然后迅速置冰浴中。

(3) 杂交：从水浴箱中取出杂交袋，剪掉一角，弃预杂交液，按 60~100μl/cm^2 膜加入杂交液。用 tip 头插入塑料袋斜口，使塑料袋保持小的开口。加入变性的标记探针，小心排除气泡，重新封好口。为防止放射性污染，应在此塑料袋外再套上一层塑料袋。置 42℃ 温育，一般为 16~20 小时。温育过程中应不时摇动塑料袋或置水浴摇床中温育。

4. 洗膜 杂交温育结束后，剪开杂交袋一角，将杂交液倒入放射性废物容器中，剪开袋，取出膜，放进装有 2×SSC/0.1% SDS 的盘中，室温摇晃漂洗 5 分钟。选择下述方法在同位素探测仪监视下洗膜，去除非特异性的同位素。

(1) 高严谨性漂洗：依次按下列条件漂洗

1) 2×SSC/0.1% SDS 室温洗 2 次，每次 15 分钟。

2) 0.1×SSC/0.1% SDS 室温洗 2 次，每次 15 分钟。

3) 0.1×SSC/0.1% SDS 55℃ 洗 2 次，每次 15 分钟。

(2) 低严谨性漂洗：依次按下列条件漂洗

1) 6×SSC/0.1% SDS 室温洗 2 次，每次 15 分钟。

2) 2×SSC/0.1% SDS 室温洗 2 次，每次 15 分钟。

3) 1×SSC/0.1% SDS 50℃ 洗 2 次，每次 15 分钟。

5. 放射性自显影 样膜经漂洗后，置干净滤纸上，吸去膜上多余水分，外面裹一层保鲜膜。暗室安全灯下，在 X 线胶片曝光盒中压上 2 张 X 线胶片，样膜上下各 1 张，盖上曝光盒，-80℃ 下曝光。曝光时间视杂交强度而定，24 小时~10 天不等。曝光结束，取出曝光盒，恢复至室温。按常规冲洗 X 线光片：显影 1~5 分钟，停影 1 分钟，定影 5 分钟，流水冲洗 10 分钟。自然干燥。

【实验计算】

根据放射自显影 X 线胶片曝光点的有无、强弱，可以判定目的基因的有无及量的多少。或者利用"自动灰度扫描仪"扫描曝光点（狭缝），计算积分光密度值，可以进行半定量分析。

【注意事项】

1. 固相支持膜的选择 用作杂交载体的固相支持膜的种类较多。理想的膜应符合以下要求：①具有较强的结合核酸分子的能力；②与核酸分子结合后，应不影响其与探针分子的杂交反应；③与核酸分子的结合稳定牢固，能经受杂交、洗膜等操作过程而不至于脱落或脱落极少；④非特异吸附少，在漂洗过程中能将非特异性吸附洗脱掉；⑤具有良好的机械性能，如柔软性好、韧性强等，以便于操作。

(1) 硝酸纤维素膜：在高盐浓度下，具有较强的吸附单链 DNA 和 RNA 的能力。吸附的核酸经真空中 80℃ 烘烤后，依靠疏水性相互作用而结合到硝酸纤维素膜上。硝酸纤维素膜具有对蛋白质非特异性吸附作用较弱，产生的杂交信号本底较低等特点，有利于实施非同位素杂交。其缺点是结合核酸能力的大小取决于转印条件和高浓度盐，结合小片段（<200bp）效率低，质地脆弱，不易操作，不能进行反复杂交。

(2) 尼龙膜：是目前较理想的一种核酸固相支持膜，特别是经过正电荷基团修饰的尼龙膜，结合核酸的能力更强。吸附于尼龙膜的核酸经真空烘烤后，可牢固与膜共价结合。尼龙膜可与小至 10bp 的片段结合，在低盐条件下也能较好地结合核酸。它的韧性较强，操作方便，可重复用于杂交。尼龙膜的缺点是对蛋白质有一定的吸附作用，产生的杂交信号本底较高，但可用加大预杂交液中非特异性封闭试剂的方法克服。

2. 杂交体系的选取

(1) 杂交溶液和温度：目前选择的杂交反应体系为水溶液或含有50%甲酰胺的水溶液。在水溶液中的杂交温度为65～68℃，而在50%甲酰胺水溶液中的杂交温度为38～42℃。杂交温度一般低于DNA的解链温度(T_m值)20～30℃，使用甲酰胺可降低T_m值，甲酰胺浓度增加1%，T_m值下降0.7℃。杂交温度降低，可避免长时间高温处理导致液体蒸发或其他一些不良影响，便于操作，在较低的温度下探针也更稳定。

(2) 杂交液的体积和杂交的时间：杂交体系的体积小比大好，小体积有利于增加探针与膜上核酸杂合的机会；但也不能太小，太小也会影响探针的分子运动，对杂交不利。通常使用体积应在60～100μl/cm² 膜。

对于杂交时间，从4小时至3天不等。对于常用的杂交方法，往往取决于所用探针的浓度和强度，越高，杂交需要的时间越短，但过高的探针浓度既浪费又会使成本增高。同位素标记的探针含量通常控制在1～2ng/ml杂交液。

(3) 杂交液中硫酸葡聚糖作用：反应体系中加入惰性聚合物能提高杂交速度。如在杂交液中加入10%硫酸葡聚糖，可以使DNA结合速度增加10倍。然而，由于硫酸葡聚糖具有很高的黏度，常会导致本底增高。

(4) 离子强度：在较低的离子强度下，核酸杂交非常缓慢，随着离子强度的增加，杂交率增加，一般采用中强度5×SSC或6×SSC。

3. 杂交过程中应注意的问题

(1) 点样：如采用手工点样，原则上应少量多次，每次点样量控制在1μl左右，待干燥后再重复点样。斑点的直径应控制在0.5cm² 之内，所有的斑点应尽可能一致。应用真空抽滤加样器点样时，样品的体积不能少于50μl。往点样孔加样时顺一侧壁慢慢加入，应避免产生气泡。

(2) 烤膜固定：80℃真空干烤2小时，可更有助于核酸样品与膜的牢固结合。

(3) 去除核酸酶：所有杂交用的器皿、工具及反应体系，尽量做到无菌化处理，以减少外源性核酸酶对目的基因及探针的不良影响。特别当样品为RNA时，更应注意无RNA酶的处理。

(4) 预杂交的作用：在杂交前进行预杂交，将滤膜上非特异性DNA结合位点封闭。常用的封闭物有两类：一类是变性的非特异性DNA，大多采用鲑鱼精DNA或小牛胸腺DNA；另一类为一些生物大分子化合物，一般采用Denhardt液(含聚蔗糖400、聚乙烯吡咯烷酮和牛血清白蛋白)。

(5)杂交后样膜的漂洗：尽可能严格漂洗，将样膜上未与DNA杂交的及非特异性杂交的探针从样膜上洗脱。主要通过调整漂洗液的盐离子强度、漂洗温度及时间来进行漂洗，非特异性杂交的杂合体稳定性较低，解链温度低，在一定温度下可将非特异性杂交的杂合体解链而被洗掉。根据目的基因的丰度、标记探针的要求选择下列方法：

1) 低严谨漂洗条件(高盐低温)：目的基因含量较少、与探针杂交效率低时选用。可提高敏感度，但相应会产生非特异杂交和高本底。

2) 高严谨漂洗条件(低盐高温)：目的基因含量较丰富，与探针杂交效率高时选用。可最大限度地降低本底、提高特异性。

【思考题】

(1) 杂交信号比预期的低,产生的原因是什么?

(2) 滤膜放射性自显影结果到处是黑点的原因是什么?

(3) 放射性自显影结果部分变黑色的原因是什么?

(4) 放射性自显影在随机位置上有黑点的原因是什么?

(5) 放射性自显影结果在随机位置上出现空白点的原因是什么?

实验八　NK 细胞活性测定

【实验目的】

(1) 掌握 NK 细胞活性测定的原理和方法。

(2) 了解 NK 细胞活性测定的临床应用。

【实验原理】

NK 细胞即自然杀伤细胞(natural killer cells,NKc),系淋巴细胞的一种,其细胞膜表面存在多种活性的识别结构,不需要活化,也不依赖于抗体或补体就能直接与靶细胞结合,通过多种酶系(如丝氨酸蛋白酶、溶酶体酶、磷酸酯酶等)产生细胞毒效应,可杀伤多种肿瘤细胞或感染中毒细胞。利用放射性核素(^{51}Cr、^{3}H、^{32}P 等)标记靶细胞(如 K_{562})与效应细胞(NKc),按一定比(靶∶效=1∶50)培养后,测量靶细胞释放的放射性,计算释放率,NK 细胞毒活性即由特异性释放率表示。

【实验器材】

1. 器材　双目显微镜、96 孔(或 24 孔)培养板、CO_2 培养箱、超净工作台、台式离心机、恒温震荡器、DYQ-Ⅲ型多头样品收集器、液体闪烁计数器。

2. 试剂　K_{562}(实验前传代株)、^{3}H-TdR(或 $Na_2{}^{51}CrO_4$)、RPMI-1640 培养液、HanKs 液、淋巴细胞分离液、1%Triton-X100、闪烁液、台盼蓝。

【实验方法】

1. 效应细胞分离　抽取空腹静脉血,肝素抗凝,常规分离淋巴细胞用 RPMI-1640 培养液调整细胞数为 $3\times10^6\sim5\times10^6$/ml,测定细胞成活率,要求大于 95%。

2. 靶细胞标记　取 K_{562} 细胞传代培养株 4×10^6/0.5 ml,加入 ^{3}H-TdR (2.0μCi/0.1ml)。37℃水浴振荡 2 小时,弃上清,细胞沉淀用 PBS 洗涤 3 次,每次离心(1500 r/min)5 分钟,用 RPMI-1640 培养液调整细胞数为 $1\times10^5\sim2\times10^5$/ml,备用。

3. 效应细胞和靶细胞作用　设实验组、自然释放组和最大释放组,见下表(表 1-5-3)。

表 1-5-3　加样程序表

试剂	实验组	自然释放组	最大释放组
^{3}H-TdR-K_{562}($4\times10^4 ml^{-1}$)	0.1ml	0.1ml	0.1ml
NKc($2\times10^6 ml^{-1}$)	0.1ml		
1% Triton-X100			0.1ml
RPMI-1640 培养液		0.1ml	

按上述表，将试剂分别加入各组试管，每组设两管，轻摇混匀，置于 5% CO_2 培养箱(37℃)，培养 4~6 小时。

4. 放射性测定

(1) 液相测量：小心吸取各孔上清液 150μl，放入含有 5.0ml 闪烁液的测量瓶中，避光 10 分钟，进行液闪测量。

(2) 固相测量：各孔取上清 150μl 弃去，细胞层加入 PBS 液 0.5ml，混匀。用多头细胞收集器，将细胞分别收集在玻璃纤维滤纸上，再用 PBS 液反复洗孔 2 次。在 80℃烤箱中，滤膜约 30 分钟烘干。将滤膜置于闪烁杯内，避光测量。

【实验结果】

(1) $\text{NKc 毒活性(上清液)} = \dfrac{\text{实验组 cpm} - \text{自然释放组 cpm}}{\text{最大释放组 cpm} - \text{自然释放组 cpm}} \times 100\%$

(2) $\text{NKc 毒活性(细胞)} = 1 - \dfrac{\text{实验组 cpm} - \text{自然释放组 cpm}}{\text{最大释放组 cpm} - \text{自然释放组 cpm}} \times 100\%$

【注意事项】

(1) 控制效应细胞与靶细胞之比为 1∶100~1∶50 之间。

(2) 在超净工作台里，并在低温下进行操作。

【思考题】

(1) 何谓 NK 细胞？NK 细胞有何特性？

(2) 简述 NK 细胞活性测定临床应用范围。

第六章　体外放射分析

实验一　抗血清滴度的检测

【实验目的】

（1）理解放射免疫分析工作中确定抗血清滴度的重要意义。

（2）掌握确定抗血清滴度的方法。

【实验原理】

抗体是放射免疫分析中的基本试剂，也是决定方法特异性的关键试剂，所以，又称其为特异结合试剂。对于多克隆抗体而言，它是存在于血清中的具有特异性的免疫球蛋白，含有此种抗体的血清称为抗血清。

抗血清质量优劣的一个重要指标是单位体积抗血清中含有能与相应抗原发生特异结合的有效抗体的数量，常用滴度（或称效价）表示。

在放射免疫分析中，抗体的滴度是影响标准曲线斜率的三个因素之一。要求在反应系统内，抗体的量保持在零标准抗原条件下，只能结合50%标记抗原。这样的抗体量不仅可以维持竞争抑制性结合的反应机制，还能从一个方面保持标准曲线有较大的斜率，有利于提高定量分析的灵敏度和精密度。

抗体的滴度是指在放射免疫分析中，反应系统内不存在待测抗原（及其标准抗原）的条件下，能结合50%标记抗原时所对应的抗血清稀释度。根据此定义，测定抗血清稀释度的方法设计应遵循以下原则：①针对待测抗体与其抗原的性质，创造适合其免疫反应的环境条件，包括缓冲体系、酸碱度、离子强度、温度和时间。②反应系统内不含待测抗原或该抗原的标准品时，标记抗原应是放射免疫分析时采用的浓度。③反应体积为小容量，以利抗原与抗体分子有较多的接触机会，顺利地发生免疫结合，反应体积应与放射免疫分析相当。④分离结合和游离物的方法也应该与放射免疫分析一致。

【实验器材】

（1）待测抗血清、标记抗原、分离试剂、缓冲液。

（2）反应试管、试管架、加样器、吸头、线性坐标纸。

（3）抽气泵、γ 免疫计数器、离心机、恒温水浴箱。

【实验方法】

以抗 T_3 血清为例介绍具体步骤如下：

（1）将待测抗 T_3 血清（冻干品）用0.1ml缓冲液溶解后，按表1-6-1进行倍比稀释。

表1-6-1　倍比稀释表

取样体积（μl）	①0.1	②0.2	③0.2	④0.2	⑤0.2	⑥0.2
缓冲液（μl）	0.4②	0.3③	0.3④	0.3⑤	0.3⑥	0.3⑦
原液稀释倍数	5	12.5	31.25	78.125	195.3125	488.28125

(2) 将反应管编号(每号×2)后排列在试管架上,按表 1-6-2 加样并操作。

表 1-6-2 加样程序表

管号	1	2	3	4	5	6	7(NSB)	8(T)
缓冲液(μl)	50	50	50	50	50	50	150	150
抗 T_3 血清(μl)	②100	③100	④100	⑤100	⑥100	⑦100	/	/
$^{125}I\text{-}T_3$(μl)	100	100	100	100	100	100	100	100

↓

37℃,温育 1 小时。

↓

1~7 号反应管各加分离剂 1ml,混匀,室温放置 15 分钟。

↓

3500r/min,离心 20 分钟(第 8 管反应管除外),小心吸弃上清。

γ 免疫计数器测量各管放射性计数率。

(3) 在坐标纸上,绘制抗血清稀释度曲线并确定其滴度,以 $\frac{B-N}{T-N}\times 100\%$ 为纵坐标,抗血清原液的总稀释倍数为横坐标作图。$B\% = 50\%$所对应的抗血清稀释度,即为滴度。

【实验结果】

(1) 实验记录:将实验数据记录于表 1-6-3。仪器名称:________________。

表 1-6-3 实验数据记录表

反应管号	计数率	净计数率	净计数率均值	$B\%$	总稀释倍数
1					
2					
3					
4					
5					
6					
7					
8					

(2) 用线性坐标纸绘出抗血清稀释度曲线。

(3) 实验确定的抗血清滴度:________________。

【注意事项】

(1) 本实验所使用的抗血清冻干品属于抗血清原液经多倍稀释后的制品,故实验结果确定的滴度从数值看很小,但实际很大。假设该冻干品是 1:100 的稀释度制品,则经本实验进一步稀释后的稀释度则为 1:500,接近 1:50 000。

(2) 抗血清倍比稀释操作是本实验的重要步骤,直接影响到结果的准确性。因此,实施该步骤时应该仔细认真。

(3) 抽吸上清时切忌带出沉淀物,否则直接导致复管重复性差,严重时可影响曲线梯度。

实验二　抗血清亲和常数的计算

【实验目的】

熟悉 Scatchard 做图法测定抗血清亲和常数的方法。

【实验原理】

抗血清中的抗体与特异性抗原反应的结合能力,称为亲和力,从量上用反映抗血清亲和力大小的亲和常数(Affiniyconstant, *K*)表示。*K* 值的计算,通常应用 Scatchard 做图法,即标准曲线上的斜率就是 *K* 值,其单位以 L/M 表示。除用此法计算外,有人推荐用饱和法测定抗血清的 *K* 值。

本实验是计算抗 T_3 抗体的 *K* 值。

【实验器材】

T_3 放免试剂盒、放免试管、加样器、水温箱、旋涡混匀器、离心机、γ 计数器等。

【实验方法】

(1) 按照 T_3 试剂盒说明书操作,测量出 T_3 各标准品的数据 *T*、*B*。

(2) 用"*T-B*"得到各管的 *F* 值。

【实验结果】

按表 1-6-4 计算 T_3-RIA 标准曲线各点的 *B/T*,总化学量(T_3+^{125}I-T_3)和 *X*、*Y* 值。

表 1-6-4　Scatchard 作图法求 T_3 抗体亲和常数表

T_3 标准品(pg/管)	结合率 *B/T*%	*B/F*(Y)	^{125}I-T_3 与 T_3 标准品总化学量 pg/管	结合物浓度(*X*) 10^{-10}mol/L
12.5				
25				
50				
100				
200				
400				

1. 标记 T_3(^{125}I-T_3)化学量计算法　标记 T_3 化学量/管=每管(*T*)cpm 均数÷测量效率÷($3.7\times10^4\times60$)÷标记 T_3 比活度(μCi/pg)

$$\text{总结合浓度}(X)=\frac{T_3\ \text{标准品与标记}\ T_3\ \text{总化学量}\times B/T\%\times2\times100}{T_3\ \text{分子量}(650)}$$

2. 表 1-6-4 中的(*X*)、(*Y*)数据作直线回归分析

(1) 按 Scatchard 法做图(图 1-6-1),即得一条与 *Y* 轴、*X* 轴相交的直线。

(2) 求斜率(*Y* 截距/*X* 截距的比值)即得 *K* 值:________________。

3. K 值的意义

(1) *K* 值表示血清中抗体结合位点的浓度。

(2) 反映抗血清中抗体和抗原的特异性、灵敏度和标准曲线的斜率,它是评价血清质量的重要依据。

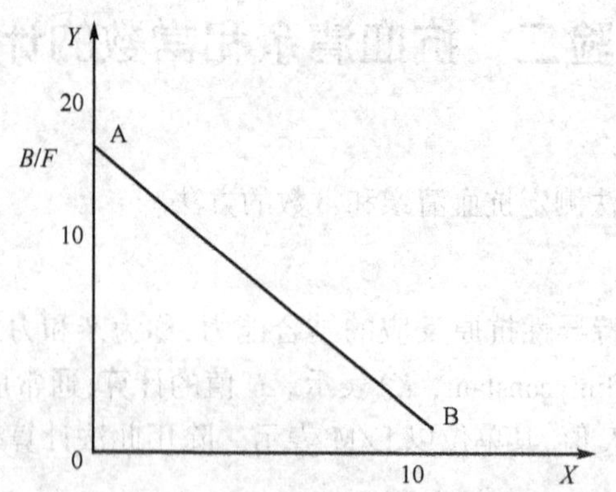

图 1-6-1　Sactchard 做图法计算 T_3 抗血清的 K 值

【思考题】

(1) 抗血清亲和常数 K 值有何意义？

(2) 如何用 Scatchard 做图法计算抗血清亲和常数？

实验三　放射性碘标记蛋白质的标记率检测

【实验目的】

掌握放射性碘标记蛋白质的标记率测定方法。

【实验原理】

放射性碘标记蛋白质的标记率测定方法有多种，纸层析电泳和三氯醋酸沉淀法是比较常见的方法。

1. 纸层析放化纯测定　展开后的层析条可通过放射性探头扫描得到分离曲线，计算不同组分的放射化学纯度，也可采用将层析条均分为 10 等份，通过速率计数器分别测定各段层析条的放射性计数，判断 Rf 值，计算标记率（图 1-6-2）。

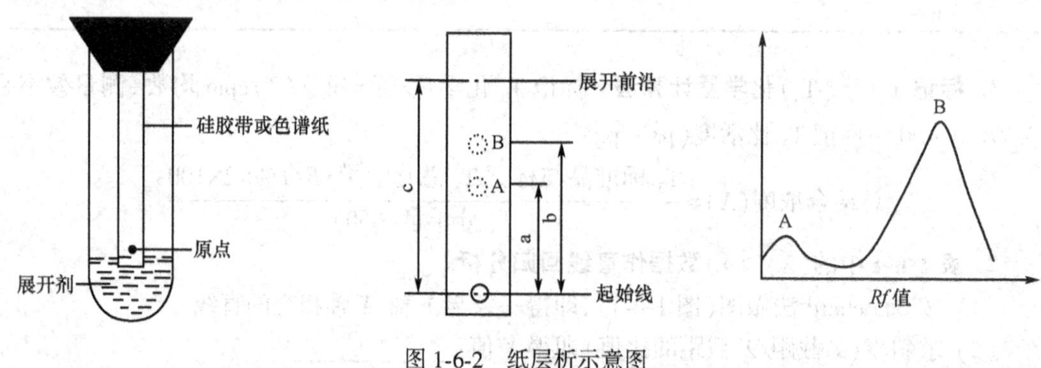

图 1-6-2　纸层析示意图

2. 三氯醋酸法测定放化纯　三氯醋酸可以使蛋白质变性沉淀，离心后蛋白质沉淀在管底，上清液为游离碘。弃去上清后，通过沉淀的放射性计数和总放射性计数可得到放射性碘标记蛋白质的标记率。

【实验器材】

(1) 试管、加样器、^{125}I-AFP、5%三氯醋酸(TCA)。

(2) 离心机、旋涡混匀器、γ 计数器。

【实验方法】

(1) 取 2 支试管,每管加入 0.1ml 的^{125}I-AFP,测定放射性计数,即总计数(T)。

(2) 向 2 管中加入 1ml 的 1%BSA 和 1ml 的 5%TCA(三氯醋酸),旋涡混匀。

(3) 离心(3500rpm ,10 分钟),弃上清(F),测沉淀物(B)放射性计数。

【实验结果】

放射性碘标记蛋白质的标记率

$$\text{放化纯}=\frac{(\text{B}-\text{本底})\,\text{cpm}}{(\text{T}-\text{本底})\,\text{cpm}}\times 100\%$$

【注意事项】

(1) 按照放射性操作规程进行。

(2) 在加入 BSA 和 TCA 之前,测定总计数。

【思考题】

(1) 何谓放射性碘标记蛋白质的标记率?

(2) 放射性碘标记蛋白质的标记率测定方法有哪些,其原理是什么?

实验四　样品回收率的检测

【实验目的】

熟悉放免法测定回收率的原理和方法。

【实验原理】

回收实验是检验放射免疫分析方法准确性的重要措施之一。如在空白样品(“零”血清)中加入已知量的 T_4,再按 T_4 放射性免疫测定的程序,测其回收率。以回收量与添加量(真值)的相符程度,反映方法的准确性。如测得的回收率与添加量有良好的线性关系,说明该方法的准确性好。

【实验器材】

(1) T_4 RIA 药盒 1 套、“零”血清 5.0ml、放免试管、试管架、加样器。

(2) 旋涡混匀器、水温箱、离心机、γ 计数器。

【实验方法】

(1) 回收管,取试管 6 支、编号,分别加入“零”血清 0.1ml 和 T_4 标准品 2μg/ml、8μg/ml、32μg/ml。

(2) 标准管按 T_4 程序加样(表 1-6-5),绘制标准曲线,计算回收管的结合率和浓度值。

表 1-6-5 T_4 RIA 加样程序表(μl)

	非特异结合管		标准管(μg/dl)						回收管(μg/dl)					
			0	4	6	8	16	32	2		8		32	
	1	2	3	4	5	6	7	8	9	10	11	12	13	14
去 T4 血清	50	50	—	—	—	—	—	—	—	—	—	—	—	—
标准品	—	—	50	50	50	50	50	50	50	50	50	50	50	50
^{125}I-T_4	各 200													
抗血清	—	—	200	200	200	200	200	200	200	200	200	200	200	200
缓冲液	200	200	—	—	—	—	—	—	—	—	—	—	—	—
混匀,37℃温育 45 分钟,测总(T)cpm														
30%PEG(冷)	各 500													

充分摇匀(3~5 分钟),低温离心(4000r/min,10 分钟),弃上清(F),测沉淀物(B)cpm。

【实验结果】

(1) 回收率计算:$\text{回收率} = \dfrac{\text{实测值}(\mu g/dl)}{\text{添加量}(\mu g/dl)}$

(2) 按表 1-6-6 要求,计算回收率的均数($\bar{x}$)、标准差(s)和变异系数(CV)。

表 1-6-6 回收率计算表

管 号	添加量 μg/dl	实测量 μg/dl	回收率 μg/dl	均值±标准差 $\bar{x}\pm s$	变异系数 CV%
9	2				
10	2				
11	8				
12	8				
13	32				
14	32				

【思考题】

体外放射免疫分析试剂盒要求回收率应为多少才合适?

实验五 放射免疫分析灵敏度的检测

【实验目的】

掌握放射免疫分析灵敏度的定义、测定原理和方法。

【实验原理】

放射免疫分析的灵敏度是指此法在允许的可信限内的最小检出量。在放射免疫分析中,一般是测定 10 个或 10 个以上的"零"标准管,求出各管的结合率($B/T\%$)和 10 个管结合率的均数和标准差,用均数减去两个标准差,求其相对应的浓度,即为最小检出值。此外,还可以用精密度图(P-P 图)来确定测量的灵敏度。

【实验器材】

(1) T_4-RIA 试剂盒、加样器、试管架、放免试管。

(2) 旋涡混匀器、水温箱、离心机、γ 计数器。

【实验方法】

(1) 按 T_4-RIA 检测方法建立其标准曲线,同时测量 10 个“零”标准管。

(2) 求出 10 个“零”标准管的结合率($B/T\%$),并计算出均值($\bar{x}_{10}$)、标准差(s)和均值减去 2 个标准差的 y 值。即:$y=y_0-2s$。

【实验结果】

(1) 根据测量结果绘制 T_4-RIA 的标准曲线。

(2) 从标准曲线上查出 y_0 值对应的 T_4 浓度值,即为测定的 T_4 灵敏度或最小检出值(图 1-6-3)。

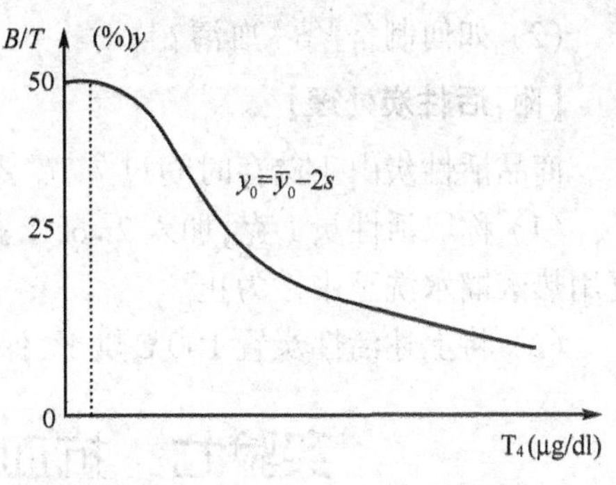

图 1-6-3　灵敏度测定图

【思考题】

(1) 何谓灵敏度,确定灵敏度有哪几种方法?

(2) 如何用“零”标准管确定 RIA 的灵敏度?

实验六　放射免疫分析中使用的“零”血清制备

【实验目的】

熟悉“零”血清制备的方法。

【实验原理】

在激素放射免疫测定中,往往需要去激素血清,又称“零”血清,它用于“零”血清管的测定和回收实验。通常应用活性炭(DCC)吸附法可除去游离激素达 95%以上,如活性炭微孔直径较大者可吸附大分子蛋白和多肽抗原,经过沉淀分离即制得去激素血清,一般可使血清内激素浓度降到最低值。

【实验器材】

(1) 正常人空腹混合血清 10ml、经处理过的活性炭 1~2g(NoritA 或国产药用活性炭,处理方法见后)、葡聚糖 100mg、蒸馏水、PBS(pH7.4,0.05mol/L)。

(2) 离心管、磁力搅拌器、离心机。

【实验方法】

1. 活性炭吸附法　取正常人空腹混合血清 5ml,移入离心管内,加入活性炭 100mg(20mg/ml 血清),置磁力搅拌器上搅拌 30 分钟,离心(3000r/min,20 分钟);弃上清,用滤纸过滤(Whatman 42)后,置低温冰箱保存备用。

2. 葡聚糖包被活性炭吸附法　称葡聚糖 100mg 溶于 PBS(pH7.4)100ml 内,混匀,加活性炭 1g(NoritA 或国产),置磁力搅拌器上搅拌 30 分钟,即为活性炭-葡聚糖(DCC)混悬液,置低温冰箱保存备用。

取制备好的 DCC 液 0.5g，加入正常人空腹混合血清 5ml，混合摇匀 45 分钟（4℃），离心（3000r/min，20 分钟）或 4℃冰箱过夜，弃上清，用滤纸过滤，即为“零”血清，置低温冰箱保存备用。

【注意事项】

（1）用于洗脱活性炭的蒸馏水，必须是去离子双蒸水。

（2）在 4℃条件下进行操作。

（3）葡聚糖包被的活性炭必须新鲜，每月配一次为宜。

【思考题】

（1）为什么要制备“零”血清？

（2）如何制备“零”血清？

【附：活性炭处理】

商品活性炭由于储存时间过久，需要进行纯化，以提高吸附力。处理方法如下：

（1）称取活性炭 1 克，加入 2mol/L 盐酸 100ml，蒸沸 2 小时。然后加入蒸馏水，过滤，反复用热蒸馏水洗至中性为止。

（2）将上述活性炭置 100℃烘干，保存备用。

实验七　抗血清的交叉反应率检测

【实验目的】

（1）了解抗血清的交叉反应率测定的基本原理。

（2）掌握抗血清的交叉反应率测定的基本方法。

【实验原理】

抗血清的特异性（specificity）指抗体识别抗原的结构类似物（analogue）的能力，用交叉反应率来表示。高度的特异性是抗血清必备的先决条件。在生物体复杂的内环境中，许多生物活性物质都有很多相似的结构类似物，如甲状腺激素中的 T_4、T_3、反 T_3，雌激素中的雌二醇、雌三醇、雌酮等。由于被测抗原的类似物（通常指结构类似物）也能与抗血清中的抗体有程度不等的结合能力，因此，在反应系统内，这类类似物的浓度越大，与抗体的结合产物相应也多，必然会产生明显的交叉反应（cross reaction）。由于抗体的这种消耗而导致抗体与被测抗原的结合量减少，必然影响分析方法的特异性。不同动物的抗血清特异性有明显不同，所以对抗血清必须进行特异性检验。优质的抗血清应具备与其抗原有很高结合能力的同时，对抗原类似物的交叉反应率应很低，这样的抗血清才具有强特异性。

测定交叉反应率的方法：在两组反应系统内分别用递增量的被测抗原标准品或被测抗原类似物与抗血清进行反应。由于抗原类似物与抗血清的结合能力远远小于抗原标准品，故抗原类似物的反应浓度应比抗原标准品大 1～2 个数量级，两组反应系统中的标记抗原和抗血清的用量均相同。在一定温度下温育，待反应达到平衡后分离抗原-抗体复合物（B）与游离抗原（F），测定 B 的放射性，计算 $B\%$。分别绘制抗原标准品浓度-B%和抗原类似物浓度-B%曲线。

从图 1-6-4 中求出 $B_0/2$ 时标准抗原与抗原类似物的浓度，用下列公式计算抗血清对该种抗原类似物的交叉反应率：

$$\text{交叉反应率}\% = \frac{B\% = 50\%\text{时标准抗原用量}}{B\% = 50\%\text{时抗原类似物用量}} \times 100\%$$

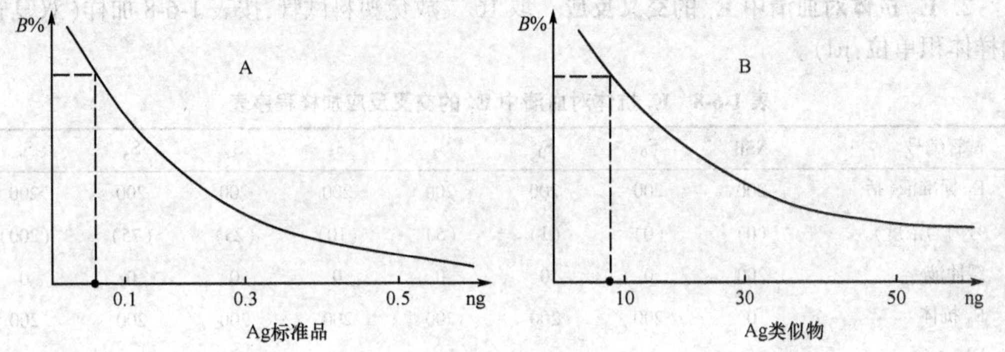

图 1-6-4　RIA 的标准抗原和抗原类似物剂量反应曲线

【实验器材】

1. 器材　γ-计数器、离心机、水浴箱、微量加样器、旋涡振荡器。

2. 试剂

(1) 血清雌二醇(E_2)放射免疫分析药盒(上海生物制品研究所生产)。药盒组成:

1) $^{125}I-E_2$ 标记物 1 瓶。

2) E_2 标准品 7 瓶:其浓度分别为 0pg/ml、10pg/ml、50pg/ml、100pg/ml、250pg/ml、750pg/ml、2000pg/ml。

3) E_2 抗体 1 瓶。

4) PR 分离剂 1 瓶。

(2) 雌酮(E_1)标准品 7 瓶:其浓度分别为 0ng/ml、1ng/ml、5ng/ml、10ng/ml、25ng/ml、75ng/ml、200ng/ml。

(3) 雌三醇(E_3)标准品 7 瓶:其浓度分别为 0ng/ml、1ng/ml、5ng/ml、10ng/ml、25ng/ml、75ng/ml、200ng/ml。

【实验方法】

1. 血清中 E_2 的剂量反应　取 16 支放免塑料试管,按表 1-6-7 加样(双复管,加样体积单位:μl)。

表 1-6-7　E_2 剂量反应的加样程序表

试管编号	NSB	S_0	S_1	S_2	S_3	S_4	S_5	S_6
E_2 标准液(括号内为浓度)	200 (0)	200 (0)	200 (10)	200 (50)	200 (100)	200 (250)	200 (750)	200 (2000)
缓冲液	200	0	0	0	0	0	0	0
E_2 抗体	0	200	200	200	200	200	200	200
$^{125}I-E_2$	200	200	200	200	200	200	200	200
混匀后,37℃反应 90 分钟								
PR 分离剂	500	500	500	500	500	500	500	500

充分混匀后,任取三管测 cpm,求均值即为 T。

↓

4℃离心 3500r/min,25 分钟,分离 B 和 F。

↓

弃上清。

↓

测定各管沉淀物(B)的 cpm。

2. E_2 抗体对血清中 E_1 的交叉反应 取 16 支放免塑料试管,按表 1-6-8 加样(双复管,加样体积单位:μl)。

表 1-6-8 E_2 抗体对血清中 E_1 的交叉反应加样程序表

试管编号	NSB	S_0	S_1	S_2	S_3	S_4	S_5	S_6
E_1 标准液(括号内为浓度)	200 (0)	200 (0)	200 (1)	200 (5)	200 (10)	200 (25)	200 (75)	200 (200)
缓冲液	200	0	0	0	0	0	0	0
E_2 抗体	0	200	200	200	200	200	200	200
$^{125}I-E_2$	200	200	200	200	200	200	200	200
混匀后,37℃反应 90 分钟								
PR 分离剂	500	500	500	500	500	500	500	500

充分混匀后,任取三管测 cpm,求均值即为 T。

↓

4℃离心 3500r/min,25 分钟,分离 B 和 F。

↓

弃上清。

↓

测定各管沉淀物(B)的 cpm。

3. E_2 抗体对血清中 E_3 的交叉反应 取 16 支放免塑料试管,按表 1-6-9 加样(双复管,加样体积单位:μl)。

表 1-6-9 E_2 抗体对血清中 E_3 的交叉反应

试管编号	NSB	S_0	S_1	S_2	S_3	S_4	S_5	S_6
E_3 标准液(括号内为浓度)	200 (0)	200 (0)	200 (1)	200 (5)	200 (10)	200 (25)	200 (75)	200 (200)
缓冲液	200	0	0	0	0	0	0	0
E_2 抗体	0	200	200	200	200	200	200	200
$^{125}I-E_2$	200	200	200	200	200	200	200	200
混匀后,37℃反应 90 分钟								
PR 分离剂	500	500	500	500	500	500	500	500

充分混匀后,任取三管测 cpm,求均值即为 T。

↓

4℃离心 3500r/min,25 分钟,分离 B 和 F。

↓

弃上清。

↓

测定各管沉淀物(B)的 cpm。

【实验计算】

自行设计实验记录和数据处理表格,并在绘出各类反应的剂量反应曲线后找出 $B\% =$

50%时，E_1、E_2、E_3 的用量，再代入下式计算交叉反应率。

$$B\% = \frac{\text{各标准管 cpm 均值-NSB 管 cpm 均值}}{T\text{-NSB 管 cpm 均值}} \times 100\%$$

$$E_2 \text{ 抗体与 } E_1 \text{ 的交叉反应率\%} = \frac{C_{E_2}}{C_{E_1} \times 1000} \times 100\%$$

$$E_2 \text{ 抗体与 } E_3 \text{ 的交叉反应率\%} = \frac{C_{E_2}}{C_{E_3} \times 1000} \times 100\%$$

【思考题】

(1) 测定抗血清的交叉反应率有什么意义？

(2) 交叉反应率对 RIA 有何意义？

实验八　三碘甲状腺原氨酸的检测

【实验目的】

(1) 熟悉放射免疫分析的基本原理。

(2) 掌握三碘甲状腺原氨酸放射免疫分析的基本方法。

【实验原理】

三碘甲状腺原氨酸(T_3)是甲状腺分泌的激素之一。采用竞争性放射免疫分析方法测定人血清和血浆中 T_3 的含量，待测样品、标准品中 T_3 与蛋白的结合被 8-苯胺-1-萘磺酸(ANS)阻断，解离出来的 T_3 和原有游离的 T_3 和 ^{125}I-T_3 与有限量的抗体竞争结合，^{125}I-T_3 一部分与抗体结合为复合物，另一部分游离。加入分离试剂，离心使复合物部分与游离部分分离，弃去上清液，测定沉淀物的放射性计数，待测血清和标准品中的 T_3 含量与复合物的放射性强度呈负相关，用一系列不同浓度的 T_3 做标准品，可获得标准曲线。从标准曲线上可查出血清中 T_3 含量。

【实验器材】

采用商品化的三碘甲腺原氨酸放免试剂盒，试剂盒组成包括：

(1) T_3 标准品(S_0 ~ S_5)：T_3 分别为 0nmol/L、0. 8nmol/L、1. 5nmol/L、3. 1nmol/L、6. 2nmol/L、12. 3nmol/L(0ng/ml、0. 5ng/ml、1. 0ng/ml、2. 0ng/ml、4. 0ng/ml、8. 0ng/ml)

(2) ^{125}I-T_3 标记物：红色溶液，巴比妥钠缓冲液配制，含 ANS、BSA。使用时摇匀。

(3) T_3 抗体：蓝色溶液，巴比妥钠缓冲液配制，含 BSA、NaN_3，使用时摇匀。有效期 2 个月。

(4) 分离试剂：悬浮液，使用前要充分摇匀。有效期 2 个月。

(5) 质控血清：高、中、低 3 个浓度。

以上试剂启封后均在 2~8℃下避光储存。

【实验方法】

待试剂平衡至室温后，按照表 1-6-10 顺序加样及操作。

表 1-6-10 放射免疫分析加样程序表 单位：μl

试剂 \ 管别	T 管	标准管	待测管
T_3 标准		50	
待测血样			50
^{125}I-T_3	200	200	200
T_3 抗体		200	200
	充分摇匀，37℃温育 1 小时。		
分离试剂		500	500
充分摇匀，离心（3500r/min，20 分钟），弃上清，测沉淀放射性计数 60 秒。			

【实验计算】

$$“0”标准管结合率（B_0/T\%）=\frac{“0”标准管(cpm)-本底(cpm)}{T管(cpm)-本底(cpm)}\times100\%$$

$$B/B_0\%=\frac{标准管或样品管(cpm)-本底(cpm)}{“0”标准管(cpm)-本底(cpm)}\times100\%$$

以标准品的 $B/B_0\%$ 为纵座标，浓度为横座标，在半对数座标纸上绘制标准曲线，待测样品 T_3 的含量可根据 $B/B_0\%$ 值从标准曲线上查得，也可根据测定仪器程序自动计算出待测样品 T_3 的含量。建议最好使用四参数数据处理方法。

【实验指标】

（1）灵敏度：最低检出值为 0.38nmol/L。

（2）精密度：批内、批间变异系数见表 1-6-11。

表 1-6-11 T_3 RIA 批内、批间变异系数

T_3 含量均值 ng/ml	0.92	2.22	5.62
批内 CV%	2.4	3.0	5.6
T_3 含量无论值 ng/ml	0.80	2.10	5.04
批间 CV%	8.8	5.7	8.5

（3）准确度：回收率范围：95%～110%。

（4）特异性：抗体与 T_4 的交叉反应<0.2%。

（5）非特异结合率：<5%。

（6）零管结合率（$B_0/T\%$）≥36%。

【参考值】

血清 T_3 的正常参考值：1.2～3.4nmol/L。由于不同地区、同一地区不同实验室，测定的正常值可能有差异，所以提供的正常值仅供参考，请建立实验室自己的正常值。

【注意事项】

（1）收到药盒后，应尽快避光储存于 2～8℃。

（2）应避免各种试剂，包括待测样品的反复冻融。

(3) 离心温度不超过25℃。

(4) 应避免使用严重溶血或高脂血样进行测定。

(5) 待测血清样品应保存在2~8℃，若超过3天未检，应分装成几小瓶，置于-18℃以下，样品保存在-18℃以下1个月不影响测定结果。

【临床意义】

三碘甲状腺原氨酸(Triiodothyronine，T_3)是甲状腺分泌的激素之一。相对分子量651。在体内60%以上的T_3由T_4在组织(主要在肝)中经5′-脱碘酶作用形成，其余由甲状腺产生和分泌。因此，某些非甲状腺病(NTI)患者(如肝硬化、蛋白质营养不良等)的T值可能低于正常。血液中大于99%的T_3处于和蛋白结合状态，但T_3对结合蛋白亲和性约低于正常T_4的10倍。本药盒用于定量测定血清和血浆中三碘甲腺原氨酸(T_3)的含量。在临床上用于甲状腺疾病的诊断。因为绝大多数的甲状腺功能低下时，部分病例(25%)的血清T_3值不在正常范围内。另外，血清总T_3测定也用于研究下丘脑-垂体-甲状腺轴功能状态及"T_3甲亢"的早期诊断等。

实验九　^{3}H-雌二醇胞质受体的检测

【实验目的】

(1) 熟悉受体的放射配体结合分析的基本原理。

(2) 掌握受体的放射配体结合分析的数据处理方法。

【实验原理】

受体的放射配体结合分析是利用放射性核素标记配体与相应受体发生特异性结合反应的原理，进行受体含量的检测。当^{3}H-雌二醇($^3H\text{-}E_2$)与胞质的受体(R)结合时，还可能与非特异性蛋白质(P)结合。因此，结合反应所形成的复合物是特异结合和非特异结合的总和(TB)：

$$^3H-E_2+R+P \rightleftharpoons {}^3H-E_2+{}^3H-E_2P+{}^3H-E_2R$$

为了获得特异结合，在另一反应系统中，加入过量相同性质的非标记配体己烯雌酚(DES)，DES为竞争剂，其结合物组成非特异结合(NSB)：

$$^3H-E_2+DES+R+P \rightleftharpoons DESR+{}^3H-E_2P$$

反应物经分离后，测定结合部分的计数率。以总结合的dpm值(TB)减去非特异结合的dpm值(NSB)，即为特异结合(SB)的dpm值：$TB-NSB=SB$

测量数据经处理后，绘制饱和曲线的Scatchard图或用其他法做图，计算平均解离常数(K_d)和最大结合容量(B_{max})值。胞质含量以fmol/mg蛋白质表示。

【实验方法】

1. 试剂准备

(1) ^{3}H-雌二醇：用放射性为2. 85TBq/mmol(77Ci/mmol)、放化纯度98%，配制成7个浓度分别为3. 75nmol/L、2. 8nmol/L、2. 0nmol/L、1. 8nmol/L、1. 6nmol/L、0. 6nmol/L、0. 4nmol/L。

(2) DES：3. 75×500nmol/L。

(3) TES缓冲液：pH7. 4。

0.56g EDTA-Na_2 用 900ml 的 10mmol/L Tris-HCl 缓冲液（pH7.4）溶解，再加入 0.14ml 巯基乙醇混匀，调至 pH7.4，最后用 10mmol/L Tris-HCl 缓冲液（pH7.4）稀释到 1000ml，置冰箱备用。

（4）1%葡萄糖活性炭（DCC）悬液：1g 活性炭、0.1g 葡萄糖 T_{70} 加 TES 缓冲液 100ml。

（5）Lowry's 蛋白测定试剂甲、乙液。

2. 胞质制备 取新鲜兔子子宫，在冰盆内用缓冲液洗净，剖开子宫，刮下宫内膜，称重、剪碎。按内膜量加 10 倍体积的冷 TES 缓冲液，用高速细胞分散器匀浆，以 4000r/min 转速匀浆 4 次，每次 10 秒（间隔 10 秒）。然后转入预冷的离心管中，离心（3000r/min，10 分钟），取上清液，再离心（18 000r/min，40 分钟），上清液即为胞质。

3. 胞质蛋白浓度测定 经上述处理后的胞质蛋白质浓度为 2~6mg/ml，用 TES 缓冲液将其调整为 2mg/ml 左右。蛋白浓度测定采用 Lowry's 方法测定（略）。

4. 受体的测定

（1）总计数管（TC）：设 7 个 ^{3}H-E_2 浓度点：0.4mol/ml、0.6mol/ml、1.3mol/ml、1.6mol/ml、2.0mol/ml、2.8mol/ml、3.7mol/ml，分别取 100μl 的 ^{3}H-E_2 置于闪烁杯中，再加闪烁液，进行均相测量。

（2）总结合管（TB）：采用上述 7 个 ^{3}H-E_2 浓度点，分别取 ^{3}H-E_2 100μl 和调整后的胞质悬液 200μl 置于试管。

（3）非特异结合管（NSB）：采用上述 7 个 ^{3}H-E_2 浓度点，分别取 ^{3}H-E_2 100μl、调整后的胞质悬液 200μl 和 DES 100μl 置于试管。

（4）将 NSB 管置于 30℃水浴恒温振荡器中，振荡 10 分钟。

（5）分离：采用葡萄糖包裹活性炭吸附法分离结合物和游离物。将保温结束后的各管加入 0.2ml 的 1%DCC 悬液，摇匀。0~4℃放置 20 分钟，每间隔 5 分钟摇匀一次。在 0~4℃条件下，离心（3000r/min，10 分钟），各管取 0.2ml 上清液，加入含 5ml 二甲苯闪烁液的闪烁杯中，以无水乙醇调成均相。

（6）放射性测量：用液体闪烁仪测量每管计数率（cpm）。

（7）数据处理：采用 Scatchard 做图，求 K_d 及 B_{max} 值。

实验十 酶活性的放射分析

【实验目的】

（1）理解酶活性放射分析的基本原理。

（2）熟悉酶活性放射分析法的基本流程。

【实验原理】

机体内的生物化学反应很多都是在酶的催化作用下完成。酶使底物转变为产物，这种转化的反应速率决定于酶的活性。因此，酶的活性取决于单位时间内底物在酶的催化下产物的生成量或底物的消耗量。

用放射性核素标记酶的底物，生成的产物也携带放射性核素，将剩余底物与产物分开后，测定产物的放射性，并按以下公式计算酶的活性：

$$酶活性(SI 制, nmol/s) = \frac{A_P}{S_A \times t \times E}, 1\ SI = 0.06IU(\mu mol/min)$$

式中，A_P 为产物的放射性计数率，单位用 cps；t 为酶促反应时间，单位用秒(s)；S_A 为标记底物的放射性比活度，单位用 bq/nmol，即 dps/nmol；E 为测量效率(%)。本实验通过肝细胞内磷酸二酯酶(PDE)活性的放射测定，学习酶活性放射分析方法的基本流程。

环磷酸腺苷(cAMP)在 PDE 的催化作用下，水解生成一磷酸腺苷(5′-cAMP)，5′-cAMP 的生成量或 cAMP 的消耗量与 PDE 的活性成线性关系。由于在组织样品的粗酶提取液中，除 PDE 外，还含有多种 5′-核苷酸酶(5′-nucleotidase)，使 5′-cAMP 分解，对测定结果产生影响。故在反应过程中通过蛇毒使生成的 5′-AMP 转化为腺苷，以腺苷的放射反映 PDE 活性。基本反应式：

$$[^3H]\ 3'\text{-cAMP} \xrightarrow{\text{PDE}} [^3H]\ 5'\text{- AMP} \xrightarrow{\text{蛇毒}} {}^3H\text{-腺苷}$$

反应结束后将酸化树脂(阴离子交换树脂)加入反应液，未转化的 cAMP 被树脂吸附，上清中为腺苷。取上清液测腺苷的放射性后，再按上述公式计算 PDE 的活性。

【实验器材】

1. 动物　大鼠 1 只。

2. 试剂　^{3}H- cAMP、cAMP、三羟甲基氨基甲烷(Tris)、HCl(36%)、$MgSO_4$、巯基乙醇，蛇毒、腺苷、阴离子交换树脂(Dowex-1)、乙醚或乌拉坦(氨基甲酸乙酯)、醋酸(HAc)、生理盐水。

3. 器材　手术剪、5ml 注射器、扭力天平、玻璃匀浆器、电动搅拌器、低温离心机、离心管、加样器及吸头、反应管、小试剂瓶、小烧杯、磁力搅拌器、铁芯搅捧、闪烁瓶。

4. 仪器　液体闪烁计数器。

【实验方法】

以下实验步骤中的 1 和 2 可由教师执行。实验课时，学生自第 3 步骤开始实验。

1. 试剂配制

(1) 30%乌拉坦：称 3g 乌拉坦溶于 10ml 生理盐水。

(2) 匀浆介质(50mmol/L Tris-HCl，pH7.5，内含 5mmol/L 的 $MgSO_4$)

称 0.6g Tris 溶于 60ml 双蒸水中，用浓盐酸调至 pH7.5，再加入 0.123g 的 $MgSO_4 \cdot 7H_2O$(无水硫酸镁为 0.06g)。溶解后，用双蒸水补足体积至 100ml，混匀备用。

(3) 反应液：50mmol/L Tris-HCl，pH7.5。内含 5mmol/L 的 $MgSO_4$、75mmol/L 巯基乙醇、25μmmol/L cAMP。

取匀浆介质 50ml，加入 0.26ml 巯基乙醇，0.434mg cAMP。溶解，混匀后备用。

(4) 蛇毒(1mg/ml)：称取 10mg 蛇毒溶于 10ml 匀浆介质中。

(5) 腺苷(10mmol/L)：称取 2.7mg 腺苷溶于 10ml 匀浆液中。

(6) 树脂糊(W/V = 25%)：称取预先经酸、碱处理，水洗至中性且干燥的阴离子树脂(本实验用 Dowex-1)1.25g 加入 5ml 3mmol/L 的 HAc 中，进行酸化(3mmol/L HAc：25μl 醋酸加入 50ml 双蒸水中，摇匀)。

(7) ^{3}H-cAMP 工作液：将^{3}H-cAMP 原液配成 5×10^2cpm/μl。

(8) 闪烁液：0.4%PPO+0.01%POPOP，二甲苯：乙醇为 7∶3。

2. 酶样品制备　大鼠肌注 30%乌拉坦 2~3ml(根据大鼠体重确定)，或将其放入乙醚容器内进行深度麻醉，或断头处死。剖腹取脏器(本实验用肝脏)，去掉表面血迹和结缔组织，剪取小块(约 2mg)，称重。按 1/10(W/V)加入匀浆液，在冰浴条件下用玻璃匀浆器匀浆。

匀浆液 4℃,离心(1000g,10 分钟)。上清液置 4℃保存,5 天内使用。

3. PDE 活力测定　按表 1-6-12 的流程进行加样及反应(μl)。

表 1-6-12　加样程序表

试剂	空白对照管×3	样品管×3
反应液	150	150
匀浆介质	200	/
^{3}H-cAMP(工作液)	50	50
酶样品	/	200
↓ 温育 35℃,10 分钟(准确无误)。终止反应:沸水浴中加热 1 分钟。↓自然冷却		
蛇毒	50	50
↓ 温育 35℃,15 分钟。↓ 终止反应:沸水浴中 1 分钟。↓自然冷却		
腺苷	50	50
树脂糊(电磁搅拌下取样)	200	200
↓ 分离:2500r/min,离心 5 分钟。↓ 液闪测量:取上清 200μl 放入闪烁瓶,加入闪烁液 10ml,摇匀成均相后,暗适应 3~5 小时,上机测量。		

【实验结果】

求实验管与空白对照管各自的计数率均值(若复管数据中出现过大或过小数值者,应先行去除,再求均值)后,相减,其差值乘以 3.25 作为 Ap,并换算为 cps;仪器效率($E\%$)由教师实测后公示;t 为 10min = 600s;S_{A} 用使用的标记底物实有值,代入上述公式计算酶活性。

【思考题】

(1) 理解酶活性放射分析法的基本原理。

(2) 为什么在酶活性分析中要准确无误地控制反应时间?

实验十一　甲状腺刺激性抗体活性的放射受体分析

【实验目的】

(1) 掌握甲状腺刺激性抗体(Ts-Ab)检测的原理和方法。

(2) 熟悉放射受体的分析方法。

【实验原理】

甲状腺刺激性抗体(Ts-Ab)是 Graves 病患者血清中出现的一种甲状腺自身抗体,属于免疫球蛋白 G(IgG)亚类,其活性定位于 IgG 分子的 F(ab)片段,能引起甲状腺刺激效应。对于 Ts-Ab 的检测,对 Graves 病的免疫发病机制探讨、诊断、治疗和预测复发等都有十分重要的意义。测定 Ts-Ab 活性,可采用多种方法,这里介绍用放射性碘标记的金黄色葡萄球菌 A 蛋白(SPA)作为示踪剂而建立的放射受体分析方法。

Ts-Ab 能与甲状腺细胞内的促甲状腺激素受体(TSH-R)结合并产生刺激效应。当待检血清中存在 Ts-Ab 时,在适当的反应环境里,Ts-Ab 的 F(ab)片段能与 TSH-R 结合,形成 Ts-Ab·TSH-R 复合物。通过离心,除去剩余的 TSH-R 后,再加入^{125}I 标记的 SPA,则 Ts-Ab 中的 Fc 片段又能与^{125}I-SPA 发生结合反应,形成 TSH-R·Ts-Ab·^{125}I-SPA 三联复合物。剩余的^{125}I-SPA 则通过离心予以去除。当 Ts-Ab 浓度增高时,放射性三联复合物相应增加。通过与正常人的血清比较,即可判断 Ts-Ab 的高低。

【实验器材】

(1) Tris-HCl 缓冲液、^{125}I-NaI、20%BSA、氯胺-T、偏重亚硫酸钠、葡萄聚糖凝胶 G-25、PBS、葡萄球菌 A 蛋白(SPA)。

(2) 匀浆器、离心机、加样器、部分收集器、旋涡混匀器、γ 计数器。

【实验方法】

(1) 甲状腺组织细胞 TSH 受体提取物的制备:取 Graves 病患者手术时切下的甲状腺组织,立即置于 pH7.4 的 10ml Tris-HCl 缓冲液中。在低温条件下剥去甲状腺包膜,剔去结缔组织,称重后,将甲状腺组织剪成碎块,匀浆。4℃离心(800g, 20 分钟),取上清。再离心(1500g ,20 分钟),弃上清。沉淀加入适量 Tris-HCl-BSA 缓冲液制成适当浓度的细胞悬液,置-25℃冰箱储存备用。按每克甲状腺组织的 TSH 受体提取物为 1 克当量单位计算。

(2) SPA 的^{125}I 标记:采用氯胺-T 法。在带盖的指型管中,加入 SPA 纯品100μg/100μl,氯胺-T 20μg/20μl,^{125}I-NaI 为 37MBq/10μl。在室温混悬状态下反应 1 分钟,立即加入偏重亚硫酸钠 40μg/40μl,混匀终止反应。将反应物加入事先已用 20%BSA 的缓冲液饱和过的葡聚糖凝胶 G-25 柱进行分离,用 pH7.5 的 50mmol/L 的 PBS 洗脱,自动部分收集器收集^{125}I-SPA 部分。以比活度、放化纯鉴定合格后,4℃冰箱保存备用。

(3) 分别取待检血清 10μl、TSH 受体提取物 25mg/100μl、PBS 900μl,分别加入试管内。在 20℃温浴条件下,反应 1 小时,然后置 4℃过夜,继续加入 1ml 的 PBS,以 3000g 离心 15 分钟,弃上清。在沉淀物中,加入 0.1ml 的^{125}I-SPA(约 5000cpm)和 1ml 的 PBS,混匀。在 20℃温浴条件下,反应 1 小时,离心(3000g ,15 分钟),弃上清,测量试管内沉淀部分的放射性。结果以甲状腺刺激性抗体指数(Ts-AbI)表示。

【实验结果】

计算 Ts-AbI:

Ts-AbI =

参照正常人群检测结果,以 Ts-AbI<1.25 为正常上限,>1.25 者为阳性。由于本指标是待检血清与正常血清的比值,故 Ts-AbI 小于 1 者,实际上无临床意义,只是说明该血清不存在 Ts-AbI 活性。

【注意事项】

(1) 制备甲状腺组织细胞 TSH 受体提取物应在低温下进行,提取后应立即放置在 -25℃保存。

(2) 所有操作均应按照“放射性”操作进行。

(3) 放射性废物应分类放置。

【思考题】

(1) 简述放射受体分析的原理。

(2) 检测 Ts-Ab 的临床意义是什么?

【临床意义】

(1) 用于研究 Graves 病的免疫学发病机制,Graves 病是一种自身免疫性甲状腺病,免疫紊乱在发病中起一定作用。应用本法,可帮助了解本病的发病机制。

(2) 用于临床诊断 Graves 病,根据对初发、复发和缓解的 Graves 病人的随访观察。在初发病例,其阳性率约为 90%,而复发病例,也有类似的阳性率。但在缓解的病例中,其阳性率下降。

(3) 为 Graves 病的缓解和恢复提供免疫学监测指标。根据观察,在获得有效治疗后,患者的临床表现和血中甲状腺激素水平与 Ts-AbI 的正常化,常不是同步的。一般情况下,免疫功能恢复较晚,因此可提供有效的监测指标。

(4) 预测 Graves 病的复发。在临床表现和血清甲状腺激素恢复正常后,如 Ts-AbI 持续阳性,或者又出现阳性,提示这类病人复发的可能较大。

实验十二 免疫放射分析

【实验目的】

(1) 理解免疫放射分析建立的基础。

(2) 掌握夹心法免疫放射分析的基本过程。

【实验原理】

免疫放射分析建立于 20 世纪 60 年代末,也是一种对抗原和其他生物活性物质进行超微量定量分析的方法,所使用的放射性核素标记物是抗体,且在反应系统中处于过量的程度。因此,它与待测抗原之间的结合是充分的结合,没有竞争性抑制。反应达到动态平衡后,用免疫吸附剂结合过剩的标记抗体,达到将结合物(B)与剩余标记抗体(F)分离的目的。

由于免疫放射分析是非竞争性结合反应,形成的标记抗体抗原复合物的放射性与待测抗原之间成正相关的函数关系。但是,当待测抗原的量相当大时,由于标记抗体被完全结合,结合物的放射量达到最大值。此后,待测抗原的量再增加,结合物的放射量也不会改变,形成一个饱和曲线(参见教材)。因此,实现对待测抗原定量的曲线只能是饱和区之前的部分。

为了更好地分离弃去未被结合的多余标记抗体,又可简化分离操作,对经典的免疫放射分析方法改进为“双位点”或称“夹心法”。这种方法的基本点是将抗体连接到一种固相基质上,制成固相的抗体免疫吸附剂(⁻Ab),然后与待测抗原结合(⁻Ab-Ag),再与标记抗体反应,形成固相的抗体-抗原-标记抗体复合物($^{-}$Ab-Ag-*Ab)。未被结合的标记抗体(*Ab)留在液相中,可通过水洗加以清除。

与经典的免疫放射分析一样,待测抗原在一定范围增加时,固相复合物的放射量也随之增加,待测抗原的定量需通过实验绘制的标准曲线进行确定。

【实验器材】

(1) 甲胎蛋白(AFP)免疫放射分析试剂盒(包括 AFP 抗体包被管,^{125}I-AFP 抗体标记物,AFP 标准品 8 瓶,浓缩洗涤液)。

(2) γ 计数器、恒温水浴箱、负压吸液机加样器、吸头、反应试管、试管架、线性坐标纸。

【实验方法】

按免疫放射分析试剂盒说明书配制试剂后,进行结合反应。

按表 1-6-13 加样和操作(单位:μl):

表 1-6-13　加样程序表

	NSB	S_A-S_G	样品或质控品
零标准管(A)	50		
标准品(B-G)		50	
样品			50
抗体标记物	200	200	200
温育	摇匀后,37℃水浴 1 小时		
洗涤	用稀释后的洗涤液洗包被管 2 次,每次 1ml,每次洗涤后尽可能吸出全部液体。		
测量	cpm		

【实验结果】

1. 实验记录(表 1-6-14)

表 1-6-14　实验数据记录表

试管类型	浓度	cpm	cpm-NSB
NSB			
S_A			
S_B			
S_C			
S_D			
S_E			
S_F			
S_G			
样品(或质控管)1			
样品(或质控管)2			

2. 绘制标准曲线　以结合物的净计数率,即实测 cpm-NSB 之差值作纵轴。标准品剂量值为横轴,在线性坐标纸上绘制标准曲线。

【实验计算】

根据准曲线,查出样品或质控管的检测值。

【注意事项】

(1) 严格控制每次洗涤液的用量和洗涤时间,洗涤不够或过度均会影响检测结果。

(2) 标准曲线的线性段为有效检测范围。若待测血清样品中待测物浓度超出检测上限,应先用非同一种属血清或无待测物同种属血清加以稀释。

(3) 试剂在使用前可先平衡至室温,液体组分使用前轻轻摇匀,勿剧烈振荡。

(4) 加放射性标记物要准确加至包被管底部,否则将出现假性升高。

【思考题】

(1) 免疫放射分析的基本原理是什么?它与放射免疫分析有什么不同?

(2) 夹心二步法免疫放射分析过程中有两次洗涤,各起什么作用?应注意什么问题?

第二篇 综合性实验

第七章 综合性实验

实验一 标记化合物的纯化

标记化合物的纯化,最常用的是层析法,包括纸层析、薄板层析、柱层析,柱层析又分为离子交换法、凝胶过滤法、亲和层析法和高效液相法等,现根据实际情况,介绍两种比较简单和实用的标记化合物的纯化方法。

(一) 标记化合物的分离纯化(凝胶过滤层析法)

【实验目的】

(1) 了解柱层析法纯化标记化合物的基本原理。

(2) 掌握标记化合物柱层析法纯化的方法步骤。

【实验原理】

层析柱由许多具有网孔的大分子组成,常用的是葡聚糖凝胶(Sephadex),Sephadex 分子相互间交联成网状。当待分离的混合物流经层析柱时,大分子物质(如蛋白质)不能进入 Sephadex 内部的网孔,而只能从分子间的空隙通过,所以较快地通过层析柱,小分子则因容易进入 Sephadex 的网孔,受到多次阻挡,从而通过层析柱的速度较慢,因此能将大小分子混合物分离。

【实验器材】

1. 器材 层析玻璃柱(规格 20cm × 1cm,下方带过滤垫,可带开关)、加样器及吸头、玻璃吸管、输液器、烧杯、试管、试管架、电炉等。

2. 试剂 Sephadex-G50(交联葡聚糖多孔凝胶)、^{125}I 标记的化合物、PBS(0.5mol/L、pH7.4)、2%的牛血清白蛋白。

【实验方法】

(1) 葡聚糖凝胶的预处理:取约 2.5g Sephadex-G50,放入烧杯中,加入足量的双蒸水,在电炉上煮沸 10 分钟,以杀灭可能存在的霉菌。冷却后,以吸管反复吹打,吸去上层的细小颗粒以使所装层析柱尽可能均匀。

(2) 装柱:将层析玻璃管垂直夹在铁架台上,在其下端连接一个输液器开关并关好。用吸管一边吹打烧杯里的 Sephadex-G50,一边吸取 Sephadex-G50 混悬液加入层析玻璃管中,让其自然沉降,防止出现断层和气泡,柱高约 17cm。

(3) 平衡层析柱:打开出水口开关,控制流速为 12~14 滴/min,使约 2 倍柱床体积的洗脱液流出。

(4) 封闭层析柱:用2%的 BSA 1ml 上柱,然后用洗脱液淋洗,约有3ml 的洗脱液流出即可,目的是用牛血清白蛋白封闭层析柱,以减少凝胶对标记蛋白的吸附。

(5) 过柱分离:准备已编号的试管及试管架,于层析柱下面收集洗脱液,然后取标记物,加到层析柱液面的顶部,待其恰好全部进入柱面时,用淋洗液淋洗,以 12~14 滴/min 的速度收集洗脱液,0.5ml/每管,大约收集 60 管。

(6) 放射性测量:在收集洗脱液的同时,每管取 10ul 用 γ 免疫计数器测量 cpm 值,以确定蛋白质峰,标记的蛋白质峰在前,游离的碘峰在后。

(7) 将标记的蛋白质峰的收集管合并,并测量其体积,4℃保存备用。

(8) 将纯化后的标记物进行纸层析,确定放射化学纯度。

【实验结果】

被分离纯化的物质:______________________;

纯化方法:______________________;凝胶剂:______________________。

测量数据记录于表 2-7-1。

表 2-7-1　记录测量数据表

管号	cpm	管号	cpm	管号	cpm	管号	cpm
1		16		31		46	
2		17		32		47	
3		18		33		48	
4		19		34		49	
5		20		35		50	
6		21		36		51	
7		22		37		52	
8		23		38		53	
9		24		39		54	
10		25		40		55	
11		26		41		56	
12		27		42		57	
13		28		43		58	
14		29		44		59	
15		30		45		60	

【实验计算】

(1) 放射化学纯度

$$放射化学纯度=\frac{主蛋白质峰各管\ cpm\ 总和}{各收集管\ cpm\ 总和}\times 100\%$$

(2) 以编号为横坐标,cpm 为纵坐标,在线性坐标纸上绘制层析图,找到主蛋白峰、杂质峰及游离峰,合并主蛋白质峰各管,混匀,冷藏保存。

【注意事项】

(1) 层析柱有气泡时,则必须重新装。

(2) 加样时动作要轻,不要破坏层析柱的上界面。

【思考题】

简述柱层析法分离的基本原理。

(二) 标记化合物的纯化(纸层析法)

【实验目的】

(1) 了解色谱法分离纯化化合物的基本原理。

(2) 掌握纸色谱的方法。

【实验原理】

放射性标记化合物是通过色谱分离法得以纯化、鉴定的技术,称为放射色谱法。它是色谱技术与核技术相结合的方法。

色谱分离法按其分离原理,可分为吸附色谱分离和分配色谱分离两种。吸附色谱分离是利用不同的化合物在吸附剂(如氧化铝、硅胶等)上的吸附作用不同和在溶剂中的溶解度差异而达到分离的目的。即被吸附剂吸附的几种化合物,在流动的溶剂通过时,易溶于该溶剂的化合物有较多溶入溶剂并被从吸附剂上带走。而在该溶剂中溶解度小的则被带走的量少。所以,流动的溶剂按化合物在其中的溶解度大小,决定从吸附剂上带走化合物的量。当溶剂自上而下流进下面的吸附剂时,化合物又被吸附,新的溶剂经过时,又被溶解。如此反复进行,必然造成易溶于溶剂的化合物与难溶于溶剂的化合物在色谱柱中的迁移速度不同,速度快的先流出,速度慢的则后流出,从而达到混合物中不同化合物分离的目的。分配色谱分离是利用混合物中的不同化合物在两种不相混溶的液体中分布不同而得到分离。即将一种溶液通过载体(如纤维素)固定,成为固定相,载体本身没有吸附能力,对分离不起直接作用。另一种溶液起冲洗作用,成为移动相。当移动相流经固定相时,由于样品液中的组分在两相中的分配系数不同,因此被移动相带着移动的速度也不同。易溶于移动相的组分移动快,而在固定相溶解度大的组分则移动慢,因此得到分离。

纸色谱属于分配色谱。用厚薄均匀、能结合一定量水的纤维素纸(通常用滤纸)为载体,作为固定相,再用一种亲脂性较强的溶剂作为移动相。样品的组分中亲脂性稍强的在移动相中分配多,随移动相移动速度快。相反,亲水性稍强的组分在固定相中分配多,随移动相移动的速度慢,从而达到分离目的。

衡量分离效果的指标是物质的比移值,简称 *Rf* 值。*Rf* 值定义:在条件固定的情况下,化合物移动的距离(经点样中心起点到印迹中心的长度)与溶剂(又称展开剂)移动距离(点样中心点到溶剂移动的前沿之间的长度)的比值。被分离物质间的 *Rf* 值相差较大时,分离效果较好。

用于纸色谱的滤纸可用新华 1 号滤纸,用切纸刀切成条形(3cm×20cm、5cm×30cm、8cm×50cm 等规格,根据实验需要自由选择)。

供纸色谱用的展开剂(移动相)往往不是单一的溶剂,如常用的丁醇水是指用水饱和的丁醇。正丁醇:醋酸:水(4:1:5)是将三种溶剂按用量比放在分液漏斗中充分振摇混合,放置,待其分层后,取上层溶液(主要是正丁醇)作为展开剂。

放射性核素标记化合物的色谱分离是采用放射性扫描或等距离切开纸条(或刮下硅胶),并按序号分段进行放射性测量,从而获取色谱图。再依据色谱图计算标记物的 *Rf* 值。

【实验器材】

(1) ^{3}H-TdR(1mCi/ml)、非水溶性闪烁液、水饱和的正丁醇展开剂。

(2) 微量注射器、3cm×20cm 的新华 1 号滤纸条、铅笔、直尺、刀片、大头针、棉线、色谱缸、铁架、铁圈。

(3) 液体闪烁计数器,β、γ 自动色谱扫描仪。

【实验方法】

1. 色谱分离工作前的准备

(1) 展开剂配制:取正丁醇 500ml,加入双蒸水 200ml 后放入 1L 容量的分液漏斗内,充分振摇 5~10 分钟后,静置片刻(放在铁圈内固定在铁架上)。待混合液完全分层后,旋动分液漏斗活塞,放掉下层的水。上层的水饱和正丁醇留在漏斗内待用。

(2) 色谱缸内展开剂蒸汽饱和:将水饱和的正丁醇倒入干燥洁净的色谱缸,液面高约 1.5cm。盖好缸盖放置约 10 分钟,使缸内为展开剂的蒸汽所饱和。

(3) 色谱纸条画线:将色谱纸条平整地铺在台面上,用直尺距纸条一端约 1.5 厘米处用铅笔轻轻画一条线,另一端穿一小孔并穿上棉线。

2. 纸色谱方法

(1) 点样:用微量注射器吸取^{3}H-TdR 5μl,点在纸条划线的中央(点样时注意样品扩散圆形直径不要超过 0.5 厘米),自然晾干。

(2) 展开:将纸条的穿孔棉线扣在色谱缸盖的小钩上(调整距离使纸条下端浸入展开剂的液面距划线约 1 厘米),缓慢垂直放进色谱缸,盖好缸盖。待展开剂缓慢上升到距纸条上端约 0.5~1 厘米时,轻轻取出,晾干。

(3) 放射性测量

1) 扫描法(示教):将色谱纸条固定在 β、γ 自动色谱扫描仪样品台上。调整好仪器工作条件,通过载气后,启动仪器进行放射性色谱扫描。

2) 分段测量法:将色谱纸条平铺在台面上,用直尺自纸条下端点样点起始(画线处),每隔 0.5 厘米或 1 厘米作记号,直至溶剂前沿止。在记号处与纸条下端平行轻轻画线,每一段纸条依次编号(自点样线至前沿依次编号)并剪下。每一段纸条放入一个与纸条分段编号相对应的编号闪烁瓶内,加入 5ml 闪烁液(使纸条完全浸入,并排除可能存在的气泡)。暗适应 3 小时后,用液体闪烁计数器测量。

(4) 绘制纸色谱图:以纸条编号为横轴,每段纸条的放射性计数为纵轴绘制放射性色谱图。

(5) 计算色谱图中出现的放射性峰的 *Rf* 值,并与标准对照,以确定被分离纯化的^{3}H-TdR 标记物在纸色谱上的位置和可能出现的放射性杂质的种类数(主峰以外的一个峰为一种杂质)。

【实验结果】

(1) 被分离纯化的物质:____________________;

纯化方法:______________________________;展开剂:________________。

测量值记录于表 2-7-2。

表 2-7-2　放射性核素测量记录表

纸条编号	cpm	纸条编号	cpm
1		11	
2		12	
3		13	
4		14	
5		15	
6		16	
7		17	
8		18	
9		19	
10		20	

(2) 色谱图(绘制在线性坐标纸上)

【实验计算】

Rf 值:

(1) ^{3}H-TdR 标记物的 *Rf* =

(2) 杂质:

1) *Rf*=

2) *Rf*=

3) *Rf*=

【注意事项】

(1) 色谱分离的 *Rf* 值受多种因素影响,为使其有较好的重复性,每次实验的条件要控制一致。

(2) 点样时要缓慢地将试液推出,注射器针尖不要触及纸面,以免扎破纸条或划痕。

(3) 纸条放入缸内时,一定要缓慢进行,使纸条保持垂直插入展开剂,且距点样线不可太近。

【思考题】

标记化合物纯化方法的优缺点是什么?

实验二 宏观放射自显影实验

(一) 放射自显影基本训练

【实验目的】

(1) 了解放射自显影术的基本原理。

(2) 熟悉放射自显影术的基本操作过程。

【实验原理】

根据照相乳胶中卤化银晶体能接受能量被还原为银颗粒的原理,在含有放射性核素示踪剂的标本上涂或贴一层卤化银乳胶,则放射性核素衰变释放的放射能使其感光,得到与示踪剂所在部位和强度一致的、由银颗粒组成的影像。通过对影像的分析可得知示踪剂在标本中的准确位置和数量。这种利用卤化银乳胶记录放射性的方法,称为放射自显影术(autoradiography,ARG)。

由此可见,放射自显影术由以下主要环节组成:放射性示踪标本制备→涂或贴照相涂胶→曝光→照相处理(显影、定影、水洗、凉干)→标本染色、封固→读片。

根据要求的观察范围和分辨力的不同,可将放射自显影分为三类:

1. 宏观放射自显影 供肉眼或放大镜观察,所观察的范围大,分辨力低。只能借助黑度或光密度判断示踪剂在标本中的大体分布位置和数量。常用在小动物的整体标本、大动物的脏器和肢体以及各种色谱、电泳谱、免疫沉淀的示踪研究。

2. 光学放射显微镜自显影 供光学显微镜(简称光镜)观察,所观察范围相应较小,分辨力相对较高、用银颗粒和数量判断示踪剂所在部位和分布情况。肉眼或放大镜观察时,往往没有可见的黑度、常用于组织和细胞等标本的示踪研究。

3. 电子显微镜放射自显影 供电子显微镜观察(简称电镜)的自显影像,具有很高的分辨力,观察范围极细微。它是以单层银粒的分布和数量判断示踪剂在标本中的精确位置和数量,适用于细胞超微结构的示踪研究。

本实验以宏观放射自显影为例,以植物作为标本,通过实验过程达到熟悉放射自显影的目的。

【实验器材】

(1) $^{32}P\text{-}Na_2HPO_4$ 溶液。

(2) 烧杯、玻片、橡皮筋、吸水纸、搪瓷盘。

(3) 单面 X 线片、照相纸、曝光箱、切纸刀、显影液、定影液。

【实验方法】

1. 标本制备

(1) 在室外挖取新鲜生长的幼小阔叶植物一棵,根、茎、叶完整。

(2) 用水冲洗植物根部的泥土后,将其插入盛有$^{32}P\text{-}Na_2HPO_4$液的烧杯内,并固定,只让其根部接触试液,放置过夜。

(3) 在水池中冲洗植物,尤其是根部,并甩干表面水分后,展平铺在多层吸水纸上,再覆盖数层吸水纸后加盖玻片或木板,玻片或木板上压上较重物体(如砖等)过夜。

2. 贴感光材料并曝光

(1) 将压干的植物按展开的形态铺在玻片上,在暗室红灯下,取一片单层 X 片,大小与玻片相同或小于玻片。乳胶面朝向植物标本,并覆盖在标本上,再盖一块与底层同等大小的玻片,即标本和 X 线片夹在其中。用橡皮筋固定后,用黑纸或黑布包好。

(2) 在暗室内或放入暗盒内,根据放射性核素的用量,曝光 3~7 天。

3. 影像处理 在暗室内完成。

(1) 显影:将玻片夹层的 X 线片取出,放入 19±1℃恒温的显影液内显影 2~4 分钟。

(2) 定影:从显影液中取出 X 线片,过水盘后立即放入定影液内浸泡 4~8 分钟。

(3) 水洗:从定影液内取出 X 线片,放入流水盘内 10~20 分钟。

(4) 晾干:水洗后的 X 线片用片夹挟住晾干。

(5) 照相:放射自显影像为正片,直接可以用肉眼或放大镜在光线下观察,也可以印成相片观察或保存。

4. 阅读 针对观察结果,写出放射性核素^{32}P 在植物株内的分布情况。

【注意事项】

(1) 植物对磷的吸收以根为主,且茎和叶也有吸收。为了获得一张清晰的放射自显影片,避免茎和叶表面沾染放射性核素形成干扰,在放射性试液中浸泡的操作一定不要让放射性试剂污染茎叶,只让根部进入试液。从试液中取出水洗时,也应始终保持茎叶在上、根在下的位置。

(2) 注意显影温度和时间对自显影片质量的影响。

(3) 曝光不足或标本与 X 线片贴合不紧,都会导致实验失败。

(二) 放射火箭电泳自显影实验(X 线片曝光法)

【实验目的】

(1) 加深对放射自显影法基本原理的理解。

(2) 掌握放射自显影法的基本操作技术。

【实验原理】

将极微量^{125}I 标记的 T_4 加到被测样品孔内，在电场力作用下，它与样品中的未标记 T_4 一起泳动，共同与 T_4 抗体组成免疫复合沉淀物。然后利用标记 T_4 放出的射线，使 X 线胶片感光，记录样品孔 T_4 的火箭峰值，与标准品孔峰值和浓度相比可求得样品中被测 T_4 样品的含量。

【实验器材】

(1) 仪器：电泳仪、电泳槽。

(2) 器材：玻璃板、打孔器、蜡块、吸头。

(3) 试剂：T_4 放免试剂盒、巴比妥钠-盐酸缓冲液。

【实验方法】

(1) 将琼脂粉加入到 100ml 0.05mol/L pH8.6 的巴比妥钠-盐酸缓冲液中，加热溶解，浓度为 1%。

(2) 当溶液温度降到 50~56℃时，加入 1.0%的 T_4 抗血清，即 20ml 琼脂溶液中含 0.2ml 的 T_4 抗血清。

(3) 将 1.0%琼脂抗血清溶液 20ml 浇灌在 7cm×11.5cm 的玻璃板上，待琼脂凝固后，开孔，孔径约为 4mm。

(4) 在第 1~5 孔，用微量加样器按顺序加入：1μg/dl、2.5μg/dl、5μg/dl、10μg/dl、20μg/dl 的 T_4 标准溶液 20μl，其余 2 孔分别加入待测血清，也可以用质控血清代替。

(5) 在各加样孔加入 5μl ^{125}I- T_4 标记液。

(6) 立即进行电泳，样品孔接负极，电泳液为 0.05mol/L pH8.6 的巴比妥钠-盐酸缓冲液，电压 60V，电泳时间约 3 小时。

(7) 电泳完毕，将样品板浸泡于生理盐水中漂洗，洗掉表面残留的放射性物质，用擦镜纸覆盖，置于 80℃烘干。然后，在暗室里，覆盖上同等大小的 X 线片，压片曝光。

(8) 冲洗 X 线片，阅读结果，计算样品含量。

【实验结果】

1. 标准曲线的建立　从孔中心点到峰顶处测量标准品峰高，以高度为纵坐标、相应的 T_4 浓度为横坐标作图，建立标准曲线。

2. 样品含量的测定　测量待测样品峰的高度，从标准曲线中求出含量。

（三）放射火箭电泳自显影实验（磷屏扫描法）

【实验目的】

(1) 加深对放射自显影法基本原理的理解。

(2) 掌握放射自显影法的基本操作技术。

(3) 了解磷屏成像仪的原理和操作方法。

【实验原理】

将极微量^{125}I 标记的 T_4 加到被测样品孔内，在电场力作用下，它与样品中的未标记 T_4 一起泳动，共同与 T_4 抗体组成免疫复合沉淀物。将含有放射性核素标记 T_4 的样品板与磷屏直接接触后,放射性物质发出的射线(γ、X 射线)照射到磷屏上,相应部位的磷屏分子吸收其能量后,处于激发态。当进行扫描时,仪器发出波长为 635nm 的激光照射到磷屏上,磷屏分子吸收了激光能量,处于能级更高的不稳定状态,退激回到基态时,多余的能量以光子形式释放出去,由光电效应转变为脉冲信号,经过放大处理后经计算机转换成影像。根据影像记录样品孔 T_4 的火箭峰值,与标准品孔峰值相比可求出样品中被测 T_4 样品的含量。

【实验器材】

1. 仪器　FX 型磷屏成像仪、电泳仪、电泳槽。

2. 材料　玻璃板、打孔器、蜡块、吸头。

3. 试剂　T_4 放免试剂盒、巴比妥钠-盐酸缓冲液。

【实验方法】

(1) 将 1g 琼脂粉加入含有 100ml 巴比妥钠-盐酸缓冲液(0.05mol/L ,pH8.6)的烧杯中,加热溶解,浓度为 1%。

(2) 当琼脂溶液温度降到 50~56℃时,以 1.0%浓度加入 T_4 抗血清,即 20ml 琼脂溶液中含 0.2ml T_4 抗血清。

(3) 将 1.0%琼脂抗血清溶液 20ml 浇灌在 7cm×11.5cm 的玻璃板上,待琼脂凝固后,开孔,孔径约为 4mm。

(4) 在第 1~5 孔,用微量加样器按顺序加入:1μg/dl、2.5μg/dl、5μg/dl、10μg/dl、20μg/dl 的 T_4 标准溶液 20μl,其余 2 孔分别加入待测血清,或者用质控血清代替。

(5) 在各加样孔加入 5μl 的 $^{125}I\text{-}T_4$ 标记液。

(6) 立即进行电泳。样品孔接负极,电压 60V,电泳液为 0.05mol/L 的巴比妥钠-盐酸缓冲液(pH8.6),电泳时间约 3 小时。

(7) 电泳完毕,将样品板浸泡于生理盐水中漂洗,洗掉表面残留的放射性物质,用擦镜纸覆盖,置于 80℃烘干。

(8) 将样品板置于磷屏曝光盒中,覆盖一层锡纸,放置好磷屏,进行压片曝光,曝光时间 16~24 小时,相当于 X 线片曝光时间的 1/10~1/3。

(9) 用磷屏成像仪扫描,阅读结果,计算样品含量。

【实验结果】

1. 标准曲线的建立　从孔中心点到峰顶处测量标准品峰高,以高度为纵坐标、相应的 T_4 浓度为横坐标作图,建立标准曲线。

2. 样品含量的测定　测量孔待测样品峰的高度,从标准曲线中求出样品的含量。

实验三　微观放射自显影实验

(一) 微观放射自显影标本的制备

【实验目的】

(1) 了解放射自显影实验的基本原理。

(2) 掌握微观放射自显影实验的标本制备方法。

【实验原理】

本章见实验二。

【实验器材】

1. 器材　切片机、半导体冰冻切片机、载玻片、盖玻片、真空干燥器、电热恒温水平台、曝光盒。

2. 试剂　4%戊二醛缓冲液(pH7.2):取2.5%戊二醛16ml,KH_2PO_4 16.8ml,$Na_2HPO_4 \cdot 12H_2O$ 67.2ml,按上述比例依次混合成100ml;乙醇溶液(50%、70%、80%、90%、95%和100%),二甲苯,石蜡;5%火棉胶、核-4型乳胶、6-硝基苯肼咪唑液;液体核-4乳胶;底层液:白明胶0.38g,3%铬矾液2.5ml,95%乙醇溶液10ml,搅拌溶解后加蒸馏水至100ml。

【实验方法】

微观放射自显影标本制备(涂片法):涂片法放射自显影是将血液或组织液中的有形成分、骨髓细胞、培养的细胞悬液、微生物以及尿和粪等排泄物制成涂片,待干燥后,置于密闭的固定液蒸汽容器中进行固定,然后浸渍火棉胶薄保护层后,涂敷液体核乳胶制备放射自显影示踪标本。以血液标本为例介绍操作方法如下:

(1) 从已摄入放射性示踪剂的机体中,取一滴血液,置于载玻片一侧边缘上(直径不超过2mm),随即用磨边载玻片触及血滴滴面向前推进,使血滴呈一均匀的薄层覆盖在载玻片上。

(2) 常温下干燥,随后将玻片放入无水甲醇蒸汽的密闭容器中10分钟,使血液固定。

(3) 将已固定的血涂片浸入5%的火棉胶液中,迅速取出,插入立式载玻片架中使其干燥,即可得到厚度$<2\mu m$的火棉胶薄保护层。

(4) 将含保护层的切片标本转入暗室中,放到40℃的电热恒温水平台上,使之与涂敷液体乳胶的温度一致。

(5) 取出在冰箱中保存的液体核-4型乳胶,在暗室条件下,先将其放置于40℃的电热恒温乳胶涂敷器中熔化,随即加入稳定剂6-硝基苯肼咪唑液(体积为液体核乳胶的10%),再用重蒸馏水作1:1稀释,轻轻搅拌备用。

(6) 涂敷液体核乳胶:先用定量滴管抽取15μl已稀释的液体乳胶,置于标本片的一端,随即用玻璃棒均匀滑动涂匀,在25℃恒温下阴干后,装入曝光盒,4℃干燥,无氧条件下曝光。

【实验结果】

从放射自显影示踪图像中,对放射性核素或其标记物的组织内分布进行定位,并依据图像灰度的强弱进行半定量分析(肉眼或借助计算机图像处理系统进行)。

【思考题】

(1) 光镜放射自显影标本制备的基本原理是什么?有哪些主要方法?

(2) 光镜放射自显影标本制备操作中应注意哪些问题?

(二) 微观放射自显影(^3H片法)

【实验目的】

(1) 了解光镜放射自显影术的基本原理和应用。

(2) 掌握光镜放射自显影的基本方法。

【实验原理】

光镜放射自显影观察的范围较小,需要的分辨力较高,以银颗粒的所在部位和多少来判断示踪核素的部位和活度,常给不出肉眼可见的黑度。因此,光镜放射自显影适用于组织学和细胞学生物标本的观察。

利用放射性核素标记生物分子并渗入到细胞内,放射性核素衰变时放出的射线通过感光乳胶时(曝光过程),被乳胶中的卤化银吸收形成潜影后,经过显影剂作用,将潜影部分的卤化银还原为黑色的金属银颗粒,再经定影液处理,使未被还原的卤化银从乳胶中溶去,就得到清晰的影像。通过光镜观察,根据银颗粒所在部位和数量以及放射性核素的性质,可判断标本中放射性标记物的分布、定位和数量,进而分析细胞代谢的状态和动态变化过程。本实验是在细胞增殖过程中,渗入 DNA 合成的前身物质标记胸腺嘧啶核苷(^{3}H-TdR),研究 DNA 的合成情况。

【实验器材】

1. 仪器及器具 光学显微镜、CO_2 培养箱、水浴箱、搪瓷盘、废液缸、培养皿(直径 3.5cm)、微量可调移液器、载玻片、薄玻片条、镊子、细玻棒、乳胶杯、玻片条固定架、切片盒、黑纸、滤纸、吸水纸。

2. 试剂 ^{3}H-TdR、核-4 乳胶、甲醇冰醋酸(3:1)固定液、75%乙醇溶液、PBS、Giemsa 染液(pH7.0,用磷酸缓冲液 1:10 稀释)、D-19b 显影液、酸性定影液、中性树胶、CHO 细胞。

【实验方法】

光镜放射自显影的基本操作过程:将放射性核素引入细胞→标本制备→涂布乳胶→曝光→显影→定影→染色和封片→光镜观察与结果分析。具体操作如下:

1. 培养细胞玻片标本的制备 在净化工作台上,按细胞传代培养的要求,将需传代的 CHO 细胞制备成单细胞悬液,以 1×10^6 个/ml 的细胞浓度接种到放有薄玻片条的已消毒过的培养瓶中,盖好橡皮塞,置 37℃ 和 CO_2 培养箱中培养。当瓶中玻片条上的细胞长到占有效面积的 75%~80%时,即可进行下一步的操作。

2. 放射性核素引入细胞 将培养瓶中的玻片条小心地用镊子取出,注意使有细胞的一面向上,放入培养皿中,吸取 1ml 原培养液加入培养皿中。在垫有多层吸水纸的搪瓷盘内,用专用的微量可调移液器,小心地加入^{3}H-TdR,剂量为 3.7×10^4Bq/ml。切勿将^{3}H-TdR 溶液滴在瓶外或手上。轻轻摇动培养皿,使溶液混匀,盖上培养皿置 37℃ 和 CO_2 培养箱中培养 30 分钟。

3. 洗涤、固定和贴片

(1) 洗涤:培养结束后,取出玻片条,注意在有细胞的一面做上记号,防止弄反。放在 PBS 中洗 5 分钟,更换 PBS,重复洗 2 次,以洗去玻片及细胞表面未渗入的^{3}H-TdR。所有洗下的废液倒入废液缸中。

(2) 固定:将玻片条放入新配制的甲醇冰醋酸(3:1)固定液中固定 20 分钟,然后用蒸馏水冲洗 5 分钟,再在 75%乙醇溶液中过 2 次,每次 5 分钟,空气中干燥。

(3) 贴片:在干净的载玻片的 1/3 处,滴上 1~2 滴中性树胶,将玻片条无细胞的一面贴附在载玻片上,在 37℃温箱中干燥 2 天。

4. 涂胶 乳胶是由银粒(卤化银)与明胶等组成,要求感光度高,颗粒越细越好,可用国产的核-4 乳胶。

(1) 乳胶的融化:在暗室安全红灯下,称取一定量的核-4乳胶于乳胶杯中,加等量的三蒸水稀释。将乳胶杯置于40℃水浴中保温10~20分钟,并用细玻璃棒轻轻搅拌,使之成为充分混匀的溶胶,但注意不要使它产生气泡。

(2) 涂布乳胶:要求涂的乳胶层越薄越好,分布要均匀,常用流布法和浸膜法。

1) 流布法:将贴有玻片条的载玻片平放在水浴箱的37℃金属板上预热3分钟,用滴管吸取溶化的乳胶,滴在玻片条的样品上,一般用量1滴/3~3.5cm^2,然后细玻璃棒或棉线牵引乳胶,使之均匀地覆盖在标本上,再将玻片垂直插入切片盒或平放于暗室中干燥。

2) 浸膜法:将干燥后的玻片条装在小型固定架上,一起插入溶化好的乳胶中浸蘸,取出后垂直放在吸水纸上,吸去多余的乳胶,置暗室中干燥。

涂布乳胶整个操作过程中要注意避免灰尘。为防止标本中某些物质对乳胶造成非放射性的化学感光而形成假象,常在涂布乳胶之前先将玻片条在0.5%的明胶(内含0.05%铬矾)水溶液中浸一下,然后在37℃温箱中干燥,使标本片涂上一层保护膜避免样品与乳胶的直接接触。

5. 曝光 在暗室中,将干燥后的已涂布过乳胶的玻片放入暗盒(或切片盒),并放入1小包硅胶作干燥剂。关紧暗盒,用双层黑纸包好,并用橡皮筋套紧,做到完全不漏光。注明日期和实验内容等,然后将暗盒放入4℃冰箱中曝光7~11天左右。

6. 显影 经过显影剂的作用,使潜影部分的溴化银还原为黑色的金属银颗粒。常用D-19显影液。

(1) 过滤配制好的显影液,除去不溶物,避免杂质污染标本。

(2) 将显影液预热到18~20℃。

(3) 在暗室安全红灯下,取出曝光结束的自显影标本,放入预热的显影液中显影5~8分钟,注意要适当搅拌显影液。

(4) 从显影液中取出放射自显影标本片,放到蒸馏水中漂洗3分钟。

7. 定影 定影过程是把那些未感光的卤化银从乳胶中溶去,而又不损害银颗粒。

(1) 事先过滤配好的酸性定影液,并预热到18~20℃。

(2) 将自显影标本片从蒸馏水中转移到定影液内定影15分钟。

(3) 用自来水流水冲洗自显影标本片30~60分钟,再用蒸馏水浸洗1分钟后晾干。

8. 染色和封片 染色要求既能显示出细胞结构,又能清楚地反衬出银颗粒。可用Giemsa染液或甲基绿-哌罗宁混合染液染色。

(1) 染色:在自显影标本上滴加Giemsa染液,染色10分钟,自来水冲洗,自然干燥。用系列浓度梯度乙醇溶液脱水,并在二甲苯中透明15分钟。

(2) 封片:在标本片上滴加1~2滴中性树胶,再覆盖上一张盖玻片。如是未贴片的标本片应先贴片再封片,置37℃温箱中,待树胶固结后即可镜检。

【实验结果】

取经^{3}H-TdR标记的放射自显影标本片,在高倍镜或油镜下观察。

1. 识别标记和未标记的细胞 由于用的细胞不是同步化的细胞,因此在^{3}H-TdR标记活细胞时,处在DNA合成期(S期)的细胞,能吸收特异性前体^{3}H-TdR进行DNA合成,其细胞核内DNA合成部位就渗入了标记物,可见到银颗粒(圆形、大小一致的黑色颗粒)即为标记细胞。观察时注意调节光镜细调螺旋,可见到分布在不同水平上的银颗粒。标记细胞中银颗粒多少不一致,有的银颗粒非常密集,难以分辨计数。标记细胞核的核仁一般不被标记,为标记空白区。在^{3}H-TdR 标记时,未处于 DNA 合成期的细胞核,其核中银颗粒与背景银颗粒(在整个自显影标本片中均匀分布的少量银颗粒)数一致,这些是未标记细胞。

2. 计数标记指数 从标本片随机取上、下、左、右、中 5 个视野,计算各视野中标记细胞数和细胞总数;或者随机水平移动标本片,计数 500~1000 个细胞,并计数这些细胞中被标记的细胞数,再计算出标记细胞占计数细胞的百分数,即标记指数:

$$标记指数=\frac{计数的标记细胞数}{计数的细胞总数}\times 100\%$$

【思考题】

(1) 光镜自显影标本制备操作中应注意什么?

(2) 为什么 S 期的细胞核内会出现大量密集的银颗粒?

(3) 在贴片时,为什么要将有细胞的一面向上,再用盖玻片封片?

实验四 体内红细胞容量测定(核素稀释法)

【实验目的】

(1) 掌握^{51}Cr 标记红细胞的原理和方法。

(2) 掌握放射性核素测定体内红细胞容量的基本方法。

【实验原理】

根据核素稀释法公式 $C_1 \cdot V_1 = C_2 \cdot V_2$($C_1$、$C_2$ 分别为稀释前、后的放射性浓度,V_1、V_2 分别为稀释前、后的体积)可得 $V_2=\frac{C_1 \cdot V_1}{C_2}$。若将已知放射性浓度和体积的标记红细胞注入体内,然后从静脉取血测定红细胞的放射性浓度,代入上述公式即可求出体内红细胞容量。

六价^{51}Cr($Na_2{}^{51}CrO_4$)能穿透红细胞膜,当其与红细胞接触 30 分钟,约有 85%进入细胞,与血红蛋白的珠蛋白牢固结合(主要结合在 β 多肽链上),只有当红细胞破坏后,六价^{51}Cr 才进入血浆,因此^{51}Cr 标记的红细胞是测定红细胞容量较好的示踪物。同时六价的^{51}Cr 能被抗坏血酸还原成三价^{51}Cr,三价^{51}Cr 不再具有与红细胞结合的能力而中止进一步的标记。^{51}Cr 投入全血中只有 85%左右与红细胞结合,15%左右游离于血浆中。

有两种方法可以去除游离^{51}Cr:一是通过多次离心洗涤,去除血浆、白细胞及血小板中游离的^{51}Cr;另一方法是在标记完成之后,加入维生素 C,将游离的 6 价^{51}Cr 还原成 3 价,3 价^{51}Cr 不能进入红细胞而存在于血浆中,若分别求出全血和血浆中的放射性计数,将全血的放射性计数减去血浆的放射性计数,即去除了游离^{51}Cr 而得到红细胞的放射性计数。

【实验器材】

1. 动物 家兔 1 只,体重约 2.5kg。

2. 器材 井形闪烁探测器 1 台、常温离心机 1 台、水浴锅 1 个、电子天平 1 台、兔手术台 1 个、手术剪 1 把、塑料软管、10ml 无菌注射器 1 支、5ml 和 10ml 无菌离心管若干支、无菌锥形瓶 1 个、血球压积管 1 支、无菌铝箔 1 张、一次性手套。

3. 试剂 $Na_2{}^{51}CrO_4$,5%维生素 C 液,20u/ml 肝素生理盐水溶液。柠檬酸-柠檬酸钠-葡萄糖液(ACD 液):每升 ACD 液含柠檬酸钠 13.3g,柠檬酸 4.7g,无水葡萄糖 30g,pH7.4,

115℃灭菌 30 分钟后密封备用。使用时血液与保存液比例为 1∶1。

【实验方法】

1. 红细胞的^{51}Cr 标记　10ml 无菌注射器取 ACD 液 1ml，湿润针管壁，从兔耳缘静脉取血 4ml，与 ACD 液充分混匀抗凝，转移至无菌锥形瓶。然后加入 20μl $Na_2{}^{51}CrO_4$，混匀后置 37℃水浴中 30 分钟，其间每 10 分钟轻摇一次。温浴结束后加入 5%维生素 C 0.5ml，中止反应，混匀备用。

2. 测定并计算红细胞放射性浓度　准确取上述标记全血 3ml，从兔耳缘静脉注入。另取 1ml 全血测血细胞比容（Ht_1），剩余的全血用来测定全血的放射性浓度（$C_{全血1}$），并计算自兔耳缘静脉注入的全血中红细胞的放射性浓度 $C_{红细胞1}$。

（1）血细胞比容（Ht_1）测定：Wintrobe 法，取 1ml 抗凝全血加入血球压积管中，常温离心（3000r/min，30 分钟），分别读取红细胞体积及全血总体积，计算 $Ht_1=\dfrac{红细胞体积}{全血体积}$。

（2）$C_{全血1}$的测定：

1）准确测量剩余全血的体积（V_1），并用井形闪烁探测器测量其放射性计数 cpm_1，求出放射性浓度：$C_{全血1}=\dfrac{cpm_1}{V_1}$。

2）常温条件下，离心（1000r/min，8 分钟），准确取上清 400μl 于试管中，井形闪烁探测器测量其放射性计数，并求出血清的放射性浓度 $C_{血清1}$。

（3）计算 $C_{红细胞1}$：$C_{红细胞1}=C_{全血1}-C_{血清1}(1-Ht_1\times0.98)$

注：因血细胞间夹有占血细胞比积读数 2%的少量血浆，所以真正的静脉血血细胞比容应校正为血细胞比积读数×0.98。

3. 测定并计算兔静脉血中红细胞放射性浓度　注射后 10～15 分钟，自兔对侧耳缘静脉用肝素抗凝的注射器取血 3ml。其中的 1ml 全血测血细胞比容（Ht_2），剩余的全血用来测定全血的放射性浓度（$C_{全血2}$），并计算兔静脉血中红细胞的放射性浓度 $C_{红细胞2}$。

（1）细胞比积（Ht_2）测定：同前。

（2）$C_{全血2}$的测定：

1）准确测量剩余全血的体积（V_2），并用井形闪烁探测器测量其放射性计数 cpm_2，求出放射性浓度：$C_{全血2}=\dfrac{cpm_2}{V_2}$。

2）常温条件下，离心（1000r/min，8 分钟），准确取上清 400μl 于试管中，井形闪烁探测器测量其放射性计数，并求出血清的放射性浓度 $C_{血清2}$。

（3）计算 $C_{红细胞2}$：$C_{红细胞2}=C_{全血2}-C_{血清2}(1-Ht_2\times0.98)$

4. 计算家兔红细胞容量

$$\because\quad \frac{红细胞容量(ml)}{Ht_2\times0.91\times0.98}\times C_{红细胞2}=3\times C_{红细胞1}$$

$$\therefore\quad 红细胞容量(ml)=\frac{3\times C_{红细胞1}\times Ht_2\times0.91\times0.98}{C_{红细胞2}}$$

注：因为多数毛细血管内的血细胞浓度低于静脉血，故全血容量中的全身平均血细胞比容比静脉血细胞比容低，即全血容量中的平均血细胞比容应为静脉血细胞比容的 0.91 倍，所以上述公式中的血细胞比容应是全血容量中的平均血细胞比容，它等于静脉血细胞

比容读数×0.98×0.91。

【注意事项】

（1）标记红细胞过程中防止凝血，动作要轻，避免红细胞活力受损或增加机械脆性；并严格无菌操作。

（2）不能在未取血前先将 $Na_2{}^{51}CrO_4$ 加入 ACD 液中，因 ACD 液内的葡萄糖是一种还原剂，会将 6 价 ^{51}Cr 还原成 3 价 ^{51}Cr，而使红细胞标记失败。若检查前患者接受了大量抗生素或多种维生素治疗，它们也可作为还原剂使 6 价 ^{51}Cr 还原成 3 价 ^{51}Cr 而造成标记失败。

【实验结果】

自行设计实验记录表格，并计算红细胞容量。

【思考题】

（1）若有标记物 $Na_2{}^{51}CrO_4$，而无 ^{131}I-血浆白蛋白，如何利用 $Na_2{}^{51}CrO_4$ 测量血浆容量？

（2）人们常通过测量红细胞容量，然后根据血球比积换算来测量全血容量。试结合临床知识及本次实验内容，讨论在脾大或严重贫血情况下，由该法测得的全血容量是偏高还是偏低？

实验五　放射性核素标记 DNA 探针

（一）切口平移法

【实验目的】

（1）熟悉放射性核素标记 DNA 探针的原理。

（2）掌握放射性核素标记 DNA 探针的制备方法。

【实验原理】

脱氧核糖核酸酶（deoxyribonclease I，DNAase I）是一种核酸内切酶，在极微量的 Mg^{2+} 存在下，该酶能在双链 DNA 上随机形成单链切口。切口的一端为 3′-羟基末端，另一端为 5′-磷酸末端。大肠埃希菌的 DNA 聚合酶 I（DNA Dolymerase I）同时具有 5′→3′核酸外切酶活性和 5′→3′聚合酶活性，故可在缺口处将旧链的 5′单核苷酸切除，并以互补的 DNA 单链为模板，将新的 dNTP 连接到缺口的 3′-末端的羟基上合成新链，其结果是使切口沿着 DNA 平移，故称为切口平移。如果在反应体系中加入一种或多种放射性核素标记的核苷酸（如 α-^{32}P-dCTP），则标记的核苷酸便可掺入新合成的 DNA 链中，从而形成放射性核素标记的探针。其反应通式如下：

$$\text{DNA-OH+dNTP} \xrightarrow[\text{DNApolymerase}]{Mg^{2+}} \text{DNA-dNTP+ppi}$$

线状和超螺旋以及带缺口的环状双链均可作为切口平移法标记的底物。

【实验器材】

1. 仪器　液体闪烁计数器、有机玻璃防护屏、恒温水浴箱、冰箱等。

2. 器皿　微量加样器：0～2μl 1 支、0～200μl 1 支、小试管、Eppendorf 管、吸头、硅化层吸柱（可用硅化的 5ml 移液管替代）1 支。

3. 试剂　缺口平移法 DNA 探针已有试剂盒供应。下面介绍实验室需要配制的试剂。

(1) DNAase I:储备液浓度 1mg/ml,溶于 0.15mol/L NaCl 和 50%甘油中。使用前将其稀释成 0.01~0.1μg/ml。

(2) 大肠埃希菌 DNA 聚合酶 I:浓度为 5U/ml。

(3) dNTP(dATP,dGTP,dTTP)溶液:浓度为 20mmol/L。

(4) α-^{32}P-dCTP:放射性>800Ci/mmol,10μCi/μl。

(5) 10×NTB(切口平移缓冲液,Nick Translation Buffer)

0.5mol/L　Tris-HCl(pH7.2)

0.1mol/L　Mg_2SO_4

1mmol/L　二硫苏糖醇(dithiotheritol,DTT)

500μg/ml　牛血清白蛋白(BSA)

(6) 缓冲液 A

50mmol/L　Tris-HCl(pH7.5)

50mmol/L　NaCl

5mmol/L　EDTA(pH8.0)

0.5%SDS

(7) DNAase I 稀释液

50%甘油

150mmol　NaCl

10mmol　Tris-HCl(pH7.5)

1mol/ml　BSA

(8) TE 缓冲液

10mmol　Tris-HCl(pH8.0)

1mmol/L　EDTA(pH8.0)

(9) 溴酚蓝(BPB)溶液

0.12%溴酚蓝

10mmol/L　EDTA

50%蔗糖

【实验方法】

1. 切口平移反应系统及其操作步骤　按顺序混合下列反应液于硅化的 Eppendorf 管中:

(1) 0.5μg DNA 溶于 1μl 水中。

(2) 3×NTB 1μl。

(3) DNAase 0.5ng 1μl。

(4) 37℃保温 15 分钟。

(5) Eppendorf 管置于水浴中,加入 10×NTB 1μl。

(6) 加入三种非标记的 dNTP(各 5mmol/L)1μl。

(7) α-^{32}P-dCTP(10μCi/1μl)5μl。

(8) DNA Polymerase I (5U) 1μl,混匀后稍离心。

(9) Eppendorf 管置 16℃,保温 1~2 小时。

(10) 加入 20μl 缓冲液 A(终止切口平移反应),置-20℃保存。

根据实验需求,缺口平移反应的总体积可按上述比例放大或缩小。

2. 标记探针的纯化和鉴定　标记反应结束后,反应液中尚存在掺入至 DNA 链中的游离标记或未标记的 dNTP 等小分子物质,在探针使用前必须将其去除,否则可能会干扰以后的反应。

探针的纯化可有多种方法,下面介绍 Sephadex G-75 柱层析法。其原理是利用凝胶分子筛的作用将大分子已标记的 DNA 和小分子的 dNTP、磷酸根离子等分离。大致步骤如下:

(1) 于层析柱底部装上已硅化的玻璃纤维或棉花。

(2) 加入浸泡于 TE 缓冲液中的 Sephadex G-75,不应有气泡。

(3) 用数倍体积的 TE 缓冲液平衡该柱,并压紧凝胶。

(4) 将切口平移反应液按 5:1 加 BPB 溶液,混匀,快速上样至凝胶柱层上。

(5) 用 TE 缓冲液洗脱层析柱。

(6) 洗脱液分别收集于编号的 Eppendorf 管中,每管 7~8 滴,约 250μl,共收集 14 管左右。

(7) 将 Eppendorf 管置于不加闪烁液的闪烁杯中,进行放射性计数(cpm)。

(8) 以每管 cpm 为纵坐标,各管号为横坐标,作图。根据曲线的形状,收集的各组分的放射性计数,可对标记的成败和标记的效率等进行分析。

正常情况下,2、3、4 三管的 cpm 应出现一个峰值,这部分便是标记 α-^{32}P 的 DNA 探针,游离的未标记 α-^{32}P-dNTP 一般出现在 8~11 管,形成第二个峰值,根据两个峰值的 cpm 计算:

$$\text{掺入率}(\%)=\frac{\text{第一峰的总 cpm 值(已掺入 DNA 中的)}}{\text{两峰 cpm 的总和}}\times 100\%$$

$$\text{比放射活性}(\text{cpm}/\mu\text{gDNA})=\frac{\text{第一峰的总 cpm 值}}{\text{DNA 总含量}(\mu\text{g})}$$

如果实验的结果只出现第二个峰,说明标记失败,应寻找原因。若出现前后两个峰,但两峰间没有很显著的峰谷,则可能是 Sephadex G-75 柱体积太小或其他操作方面的原因,导致标记 DNA 探针和游离 dNTP 之间的分离效果不佳。

【注意事项】

(1) 标记成功的实验,应有 30% 以上的 α-^{32}P-dNTP 掺入 DNA 中,DNA 的比活度约在 0.5~4×10^{8}cpm/μg 之间。分子杂交时,^{32}P 探针的用量约需每 1ml 杂交液中有 1~2×10^{6}cpm 的计数。使用时应通过计算,确定每次杂交需要的探针量。由于^{32}P 的半衰期很短,制备好的探针应及时使用。

(2) 自 Sephadex G-75 柱洗脱出的含有^{32}P 标记的 DNA 探针,可直接保存于 4℃待用。

(3) 购买到的 DNAase I 都是浓度很高的储存液,一般应将其稀释并分成每管5~10μl,保存于-20℃冰箱中,每次反应时用一支未启用过的 DNAase I 小管,这样可避免反复冻融使酶失活或污染。

(4) DNAase I 的浓度一定要适当。若 DNAase I 浓度过大,可导致 DNA 链上形成的切口过多,使探针长度过短;若 DNAase I 用量过小,则不能形成足量的缺口,使标记效率下降。不同厂家或批号的 DNAase I 的活性各不相同,故最好应进行预实验,确定 DNAase I 的合适用量。

(5) 在一定的范围内,DNA 聚合酶 I 的量与标记率(掺入率)成正比关系,加大酶量,可相应提高标记活性。一般以每 μg 加入 5~20U 的 DNA 聚合酶 I 为宜。

(6) 用本法得到的 DNA 探针长度约 400~800bp 左右，较短的双链 DNA 片段 (<100~200bp) 不适于用本法标记。

(7) 购得的 α-^{32}P-dNTP 有两种包装贮藏形式：一种是以水合状态储藏于溶液中，它可以直接用于反应体系中；另一种是以 50%乙醇水溶液形式提供的，必须用冷冻干燥法将其干燥浓缩后才能使用。

(二) 末端标记法

【实验目的】

(1) 掌握核酸的放射性核素^{32}P 标记的基本原理和方法。

(2) 了解核酸末端标记的用途及放射性核素分析方法在分子生物学中的应用。

【实验原理】

首先用^{32}P 标记三磷酸腺苷(ATP)第七位的放射性磷原子，然后在酶促反应下，将磷酸基团转移至核酸 RNA 的 5′端，取代羟基(-OH)。这个反应与核酸 RNA 的链长无关，与核酸种类无关，可以定量进行标记。标记结束用 Sephadex G100 去除游离^{32}P，260nm 紫外光下测光密度和放射性计数(CPM)，求出比放射性。反应物可在-20℃保存备用。标记化合物鉴定采用聚丙烯酰胺电泳，结果观察采用紫外分光光度分析仪。

【实验器材】

电泳仪、水平电泳槽、低温高速离心机、放射性测量仪、紫外分光光度分析仪。

【实验方法】

(1) 取 2ml 大肠埃希菌 16S RNA 溶液，加入 80U 大肠埃希菌碱性磷酸酶(1μmol 的磷酸酶量定为 1U)，37℃孵育 1 小时，使 AMP 游离出来。

(2) 加入含 0.1 mmol/L 的 $MgCl_2$ Tris 缓冲液，37℃温育 4 小时。

(3) 依次在反应管中加入 0.25 nmol(5′-OH)RNA，70 mmol ^{32}P-ATP (10^5cpm/μmol)，70u 核酸聚合酶。另加入 37℃预热 30 分钟的 1nmol^{32}P，0.05M Tris 盐酸缓冲液(pH 7.4)。加样完毕在 37℃温育一定时间。

(4) 中止反应采用 0℃冷却法。即将反应瓶放入冰块中。

(5) 在 Sephadex G100 柱(1 cm×40 cm)，用含 5mmol/L 焦磷酸的 Tris 缓冲液(pH 7.4)平衡凝胶柱并洗脱，除去未反应的^{32}P。将各收集管在紫外分光仪上和放射性测量仪分别测定 OD_{260}值及放射性计数。确定被标记物所在的峰值管及其比放射性活度。

(6) 反应结束后，用蔗糖密度梯度离心法分离纯化(5′-OH)RNA。

(7) 鉴定：样品实验组为^{32}P 标记 RNA，对照组为未标记 RNA。采用聚丙稀酰胺凝胶电泳。凝胶板由实验准备室准备，在上样孔中用移液枪加入样品，注意加样枪头不要碰坏凝胶，每孔加入 30μl(含量约 300ng)。接通电泳槽与电泳仪的电泳，正极为红色，电压选择为 3 V/cm，电源接通前核实凝胶的方向是否正确，根据指示剂移动位置中止电泳。电泳后进行 EB 染色。

【实验结果】

(1) 将对照组与实验组已染色凝胶放入紫外分析仪观察并拍照，记录实验结果。

（2）观察后，转入暗室操作。取一塑料薄膜覆盖于凝胶表面，再与同等大小的 X 线胶片紧密接触，然后置于片盒内避光、密闭，冰箱内保存。3 日后取出 X 线片进行显影、定影。与对照组比较，观察放射性显像位置。

（3）分析结果，数据处理。

实验六　与乙型肝炎相关抗原和抗体的检测

（一）乙型肝炎表面抗原固相放射免疫分析（HbsAg-SPRIA）

【实验目的】

（1）熟悉 HbsAg-SPRIA 的原理和方法。

（2）掌握 HbsAg-SPRIA 的临床意义。

【实验原理】

先将乙型肝炎表面抗体（抗-HBs）包被在塑料小球上，让包被小球与标本（待测血清）中的 HBsAg 和 ^{125}I-抗-HBs 起免疫反应，根据小球表面的放射性强度的大小，即可以确定标本中的 HBsAg 的含量。

【实验器材】

1. HBsAg SPRIA 试剂盒　包括：^{125}I-抗-HBs 1 瓶，10.5ml；HBsAg 包被珠 1 瓶，100 粒；HBsAg 阳性对照血清 1 瓶，2ml；阴性对照血清 1 瓶，2ml）、蒸馏水、放免试管、试管架、加样器。

2. 仪器　水温箱、旋涡混匀器、洗珠器、γ 计数器。

【实验方法】

每次分析 5 管阴性对照，3 管阳性对照。其余为标本管。加样体积单位为 μl，加样程序见表 2-7-3。

表 2-7-3　HBsAg SPRIA 测定程序表

步骤	过　程	阴性对照 1.2.3.4.5.	阳性对照 6.7.8.	样品管 9.10.11……
1	阴性对照血清	每管 100μl	—	—
2	阳性对照血清	—	每管 100μl	—
3	待测样品血清	—	—	每管 100μl
4	标记物		每管 100μl	
5	包被小球		每管加 1 粒，振荡 3 分钟	
6	温　育		45℃，水浴 2 小时	
7	洗　涤	吸弃反应残液，用 2ml 蒸馏水洗涤包被珠 4 次，洗好的包被珠用吸水纸吸去表面水分，或用全自动洗珠器洗包被珠		
8	测　量	包被珠置于专用测量管，γ 计数器测量 1 分钟		

【实验结果】

设阴性对照管平均 cpm（去本底）值为 N，阳性对照管平均 cpm（去本底）值为 P，则 $P/N>5$，药盒正常，测定结果有效。

标本管计数的 cpm（去本底）值视同 P，则：

$P/N \geqslant 2.1$，判定标本 HBsAg 阳性；$P/N < 1.5$ 判定标本 HBbsAg 阴性；介于二者之间，判定标本 HBsAg 可疑，应重新检测确认。

【注意事项】

(1) 收到药盒后，应放置于 2~4℃冰箱中储存，有效期 6 周。

(2) 阳性对照血清中 HbsAg 含量为 20ng/ml，以此为基准，做 P/N 值与滴度曲线，或与之相比较估算标本中的 HbsAg 的含量。

(3) 避免交叉污染，洗涤时要求吸出残液，接着洗涤一次，方可吸取下一管的残液。否则相邻管有可能交叉污染，影响分析结果。标本加样，每份一个吸头，不得混用。

(4) 所有操作均应按照"放射性"和"病毒"防护要求进行。

【临床意义】

(1) HBsAg 是 HBV 感染的指标，在急性期前出现，持续到恢复期，约 90%患者在发作后 4~5 月转阴性。约 5%~10%发展为慢性感染，HBsAg 阳性可持续数年以上。单项 HbsAg 阳性无症状者可称为乙肝病毒携带者。

(2) HBsAg 阳性可认为是患者处于传染状态，对乙肝的预防、诊断和流行病学的调查以及药物筛选和评价具有重要意义。

【思考题】

(1) 简述 HBsAg SPRIA 的测定原理。

(2) 对于可疑的标本，重测后 cpm 仍在可疑区域内，该标本 HBsAg 应判定为阳性还是阴性？

(二) 乙型肝炎表面抗体固相放射免疫快速测定法（抗-HBs SPRIA）

【实验目的】

(1) 熟悉抗-HBs SPRIA 检测的原理和方法。

(2) 掌握抗-HBs 检测的临床意义。

【实验原理】

首先将固相载体（塑料小球）表面包被上一层乙型肝炎表面抗原（HbsAg），让包被固相与待测血清中的抗体（抗-HBs）和 ^{125}I-HBsAg 相互作用，吸附于固相表面。根据固相表面的放射性大小判断待测血清中抗体的含量。

【实验器材】

(1) 抗-HBs SPRIA 试剂盒（包括 ^{125}I-HBsAg1 瓶，10.5ml；HBsAg 包被珠 1 瓶，100 粒；抗-HBs 阳性对照血清 1 瓶，2ml；阴性对照血清 1 瓶，3ml。）、蒸馏水、20%正常人血清或 20%小牛血清。

(2) 水浴箱、旋涡混匀器、洗珠器、γ 计数器。

【实验方法】

1. 定性测定　按测定程序表进行（表 2-7-4）。

2. 抗-HBs 阳性血清滴度测定

(1) 用含有 20%的正常人血清（抗-HBs 为阴性）或 20%小牛血清的生理盐水为稀释液。

(2) 根据样品 $P_{\bar{x}}/N_{\bar{x}}$ 的倍数大小，决定其稀释度。

(3) 样品稀释后，按照表 2-7-4 进行加样测定。

表 2-7-4 抗-HBs SPRIA 测定程序表

步骤	过 程	阴性对照 1.2.3.4.5.	阳性对照 6.7.8.	样品管 9.10.11……
1	阴性对照血清	每管 100μl	—	—
2	阳性对照血清	—	每管 100μl	—
3	待测样品血清	—	—	每管 100μl
4	包被珠		每管 1 粒	
5	标记物		每管 100μl	
6	温 育	45℃水浴 2 小时，或者室温过夜(16~18 小时)		
7	洗 涤	吸弃反应残液，用 2ml 蒸馏水洗涤包被珠 4 次，洗好的包被珠用吸水纸吸去表面水分，或者用全自动 洗珠器洗包被珠		
8	测 量	包被珠置于专用测量管，γ 计数器测量 1 分钟		

【实验结果】

1. 阴性对照管平均值($N_{\bar{x}}$)的计算

$$阴性对照管平均值(N_{\bar{x}})=\frac{\sum(扣除本底阴性对照管\ cpm)}{阴性对照试管数(n)}$$

所有阴性对照值应等于或大于 $N_{\bar{x}}$ 的 0.5 倍，但不得大于 1.5 倍 $N_{\bar{x}}$ 。若某一管值超出本范围则为异常，应删除，重新计算阴性对照管平均值($N_{\bar{x}}$)。

正常操作情况下，异常管数不得大于 1，否则该次实验无效。

2. 阳性对照和平均值($P_{\bar{x}}$)的计算

$$阳性对照管平均值(P_{\bar{x}})=\frac{\sum(扣除本底阳性对照管\ cpm)}{阳性对照试管数(n)}$$

3. *P/N* 值的计算

$P/N=\dfrac{P_{\bar{x}}}{N_{\bar{x}}}$ ，*P/N* 值必须大于 5，否则此药盒无效。

4. Cutoff 值(临床诊断界限值)**计算** Cutoff 值(临床诊断界限值)是通过阴性对照净计数平均值($N_{\bar{x}}$)乘以 2.1 而定的。Cutoff 值 $=2.1N_{\bar{x}}$ 。

5. 样品管的判断

(1) 扣除本底的 cpm 值等于或大于 Cutoff 值的样品，即认为抗-HBs 阳性。

(2) 扣除本底的 cpm 值在 Cutoff 值 10%之内的样品应该重新实验，以确定最终结果。

(3) 扣除本底 cpm 值小于 Curoff 值 90%的样品，可认为是抗-HBs 阴性。样品的 cpm 值可直接与 Cutoff 值加上本底 cpm 之和相比较。

【注意事项】

(1) 收到药盒后，放 4℃冰箱中储存。药盒中所有试剂不得冻结，并应封好，防止污染。

(2) 所有操作遵照“放射性”和“病毒”物质规定进行。

(3) 不同批号的组分不能混用，否则检测结果无效。

(4) 加样时，注意不能互相污染。

(5) 药盒按要求储存，有效期不小于 1 个月。

【临床意义】

乙型肝炎表面抗体(抗-HBs)是反映机体对乙型肝炎病毒免疫力的重要指标，对乙型肝炎的流行病学研究、临床诊断、预后观察和乙型肝炎疫苗的研究等均有重要意义。

【思考题】

(1) 简述抗-HBs SPRIA 检测的原理。

(2) 抗-HBs 阳性的临床意义是什么?

(三) 乙型肝炎 e 抗原固相放射免疫快速法测定(HBeAg SPRIA)

【实验目的】

(1) 熟悉 HBeAg SPRIA 检测的原理及方法。

(2) 掌握 HBeAg 检测的临床意义。

【实验原理】

HBeAg 测定采用一步法,在聚苯乙烯珠上包被抗-HBe 作为固相抗体,加入待测血清和^{125}I-抗-HBe 后,血清中的 HBeAg 与^{125}I-抗-HBe 和固相抗-HBe 产生免疫反应。经洗涤除去未结合的标记抗体,测定包被珠上的放射性计数(cpm),即可知道待测血清中 HBeAg 浓度大小。cpm 值越高,表明 HBeAg 浓度越大。

【实验材料】

(1) HBeAg SPRIA 试剂盒(包括^{125}I-抗-HBe1 瓶,10.5ml;抗-HBe 包被珠 1 瓶,100 粒;阳性对照血清 1 瓶,2ml;阴性对照血清 1 瓶,3ml)、蒸馏水、20%正常人血清或 20%小牛血清。

(2) 水温箱、旋涡混匀器、洗珠器、γ 计数器。

【实验步骤】

1. 定性测定 按表 2-7-5 进行。

2. HBeAg 阳性血清滴度测定

(1) 用含有 20%的正常人血清(HBeAg 和抗-HBe 均为阴性)或者 20%小牛血清的生理盐水作为稀释液。

(2) 根据样品 $P_{\bar{x}}/N_{\bar{x}}$ 的倍数大小,决定其稀释度。

(3) 样品稀释后,按测定程序表进行加样测定

表 2-7-5 HBeAg SPRIA 测定程序表

步骤	过 程	阴性对照 1.2.3.4.5.	阳性对照 6.7.8.	样品管 9.10.11……
1	阴性对照血清	每管 100μl	—	—
2	阳性对照血清	—	每管 100μl	—
3	待测样品血清	—	—	每管 100μl
4	包被珠		每管 1 粒	
5	标记物		每管 100μl	
6	温 育	45℃水浴 1.5 小时,或者室温过夜(16~18 小时)		
7	洗 涤	吸弃反应残液,用 2ml 蒸馏水洗涤包被珠 4 次,洗好的包被珠用吸水纸吸去表面水分,或者用全自动 洗珠器洗包被珠		
8	测 量	包被珠置于专用测量管,γ 计数器测量 1 分钟		

【实验结果】

1. 阴性对照管平均值($N_{\bar{x}}$)的计算

$$阴性对照管平均值(N_{\bar{x}})=\frac{\sum(扣除本底阴性对照管\ cpm)}{阴性对照试管数(n)}$$

所有阴性对照值应等于或大于 $N_{\bar{x}}$ 的 0.5 倍，同时等于或小于 $N_{\bar{x}}$ 的 1.5 倍。若某一管值超出本范围则为异常，应删除，重新计算阴性对照管平均值($N_{\bar{x}}$)。

正常操作情况下，异常管数不得大于 1，否则该次实验无效。

2. 阳性对照和平均值($P_{\bar{x}}$)的计算

$$阳性对照管平均值(P_{\bar{x}})=\frac{\sum(扣除本底阳性对照管\ cpm)}{阳性对照试管数(n)}$$

3. P/N 值的计算

$P/N=\dfrac{P_{\bar{x}}}{N_{\bar{x}}}$，$P/N$ 值必须大于 5，否则此药盒无效。

4. Cutoff 值计算　Cutoff 值(临床诊断界限值)是通过阴性对照净计数平均值($N_{\bar{x}}$)乘以 1.8 而定的。Cutoff 值 = 1.8$N_{\bar{x}}$ 。

5. 样品管的判断

(1) 扣除本底的 cpm 值等于或大于 Cutoff 值的样品，即认为 HBeAg 阳性。

(2) 扣除本底的 cpm 值在 Cutoff 值±10%之内的样品应该重新实验，以确定最终结果。

重新实验已经被认为具有可重复的活性样品，即可认为是 HBeAg 阳性。

重新实验已经被认为具有可重复性的非活性样品，即可认为是 HBeAg 阴性。

(3) 样品的 cpm 值可直接与 Cutoff 值加上本底 cpm 之和相比较。

【注意事项】

(1) 试剂盒放 4℃冰箱中储存。药盒中所有试剂不得冻结，并应封好，防止污染。

(2) 所有操作遵照“放射性”和“病毒”物质规定进行。

(3) 不同批号的组分不能混用，否则检测结果无效。

(4) 加样时，注意不能互相污染。

【临床意义】

从血清学的意义上讲，HBeAg 与抗-HBe 是一对独立的抗原抗体系统。HBsAg、HBeAg 在免疫学上没有交叉反应，HBeAg、抗-HBe 是 HBV 感染的特异性血清学标志物。HBeAg 阳性血清的滴度比较高，一般都含有较多的 Dane 颗粒和较高活性的 DNA 聚合酶，有强烈的感染性，血清阳性往往是感染慢性化和预后不良的征兆。而抗-HBe 阳性血清中一般 HBeAg 的滴度较低，DNA 聚合酶一般为阴性，Dane 颗粒极少见或是一种空心的变异 Dane 颗粒，感染性较弱，是 HBeAg 转阴和预后良好的征兆。HBeAg 和抗-HBe 在乙型肝炎疫苗的筛选和预防，各种临床类型的 HBV 感染者的监护治疗，HBV 母婴传播阻断和流行病调查，卫生防疫和预后诊断均有重要的意义。

【思考题】

(1) 简述 HBeAg SPRIA 检测的原理。

(2) HBeAg 检测的临床价值是什么？

(四) 乙型肝炎核心抗体固相放射免疫快速测定(抗-HBc SPRIA)

【实验目的】

(1) 熟悉抗-HBc SPRIA 检测的原理及方法。

(2) 掌握抗-HBc 检测的临床意义。

【实验原理】

在聚苯乙烯珠上包被由生物工程制备的 HBcAg。当该固相包被珠与人血清和^{125}I-抗-HBc 一起温育时,血清中的抗-HBc 和^{125}I-抗-HBc 与包被珠上的 HBcAg 发生竞争结合。如人血清中的抗-HBc 多,则吸附到包被珠上的^{125}I-抗-HBc 少,反之吸附到包被珠上的^{125}I-抗-HBc 多。根据包被珠上的放射性强度大小,可以判断标本中的抗-HBc 的含量。

【实验器材】

(1) 抗-HBc SPRIA 试剂盒(包括^{125}I-抗-HBc1 瓶,用前用温育液稀释到 10.5ml;HBcAg 包被珠 1 瓶,100 粒;抗-HBc 阳性对照血清 1 瓶,2ml;抗-HBc 阴性对照血清 1 瓶,2ml;温育液 1 瓶,10.5ml。)、蒸馏水。

(2) 水温箱、旋涡混匀器、洗珠器、γ 计数器。

【实验方法】

按照表 2-7-6 进行。

表 2-7-6 抗-HBc SPRIA 测定程序表

步骤	过 程	阴性对照 1.2.3.	阳性对照 4.5.6.	样品管 7.8.9……
1	阴性对照血清	每管 100μl	—	—
2	阳性对照血清	—	每管 100μl	—
3	待测样品血清	—	—	每管 100μl
4	中和用 HBcAg		每管 100μl	
5	标记物		每管 100μl	
6			振荡混匀	
7	包被珠		每管 1 粒	
8	温 育	45℃水浴 1.5 小时,或者室温过夜(16~18 小时)		
9	洗 涤	吸弃反应液,用蒸馏水洗涤包被珠 4 次,洗好的包被珠用吸水纸吸去表面水分,或者用全自动洗珠器洗包被珠		
10	测 量	包被珠置于专用测量管,γ 计数器测量 1 分钟		

【实验结果】

1. 阴性对照管平均值($N_{\bar{x}}$)的计算

$$阴性对照管平均值(N_{\bar{x}})=\frac{\sum(扣除本底阴性对照管\ cpm)}{阴性对照试管数(n)}$$

所有阴性对照值应等于或大于 $N_{\bar{x}}$ 的 0.5 倍,同时等于或小于 $N_{\bar{x}}$ 的 1.5 倍。若某一管值超出本范围则为异常,应删除,重新计算阴性对照管平均值($N_{\bar{x}}$)。

正常操作情况下,异常管数不得大于 1,否则该次实验无效。

2. 阳性对照和平均值($P_{\bar{x}}$)的计算

$$阳性对照管平均值(P_{\bar{x}}) = \frac{\sum(扣除本底阳性对照管\ cpm)}{阳性对照试管数(n)}$$

3. P/N 值的计算

$P/N = \frac{P_{\bar{x}}}{N_{\bar{x}}}$,$P/N$ 值必须大于 5,否则此药盒无效。

4. 样品管的判断 扣除本底的 cpm 值等于或小于 0.5($N_{\bar{x}}+P_{\bar{x}}$)的样品,即认为抗-HBc 阴性。

【临床意义】

本法用于人血清抗-HBc 的测定,抗-HBc 是 HBV 感染后的重要标志物,特别是对于那些 HBsAg 已经消失,而抗-HBe 尚没有产生的乙肝患者,检测该指标,可以避免漏检。同时,对于流行病学调查,判断乙型肝炎的传播,也具有一定的意义。

【思考题】

(1) 简述抗 HBc SPRIA 检测的原理。

(2) 为什么标本的 cpm 值越小,其抗-HBc 滴度越高?

(3) 抗 HBc 检测的临床价值是什么?

实验七 受体的放射配体结合分析技术

【实验目的】

(1) 了解饱和曲线法受体的放射配体结合分析的基本原理。

(2) 掌握饱和曲线法受体的放射配体结合分析步骤及数据处理方法。

【实验原理】

利用受体结合的饱和性,设计标记配体浓度递增的一系列反应管,使受体被其标记配体结合且逐渐趋于饱和,在反应达到动态平衡后,分离去除游离的标记配体并测量受体-配体的放射性。根据质量作用定律可获得受体-配体复合物浓度随反应系统内标记配体浓度变化而改变的数学模型:

$$[R^*L]^2-[R^*L]([R_T]+[^*L_T]+K_D)+[R_T][^*L_T]=0$$

式中,$[R^*L]$为受体配体结合物的浓度;$[R_T]$为最大受体结合容量;$[^*L_T]$为加入的标记配体的总浓度;K_D 为解离常数,利用上述模型,借助计算机拟合,可求出$[R_T]$及 K_D,或者利用上述模型的衍化式(见实验步骤)作直线拟合求出$[R_T]$、K_D。

【实验器材】

1. 器材 玻璃纤维滤纸、多头细胞收集器、γ 免疫计数器、硬质塑料试管若干、水浴箱 1 台。

2. 试剂

(1) 大鼠肝组织膜受体样品(由教师提前制备),蛋白质含量要求在 0.1~0.3mg/管。

(2) 50mM Tris-HCl(pH7.4)反应缓冲液。

(3) ^{125}I-胰岛素(比活度>1500Ci/mmol,放射化学纯度>95%)。

(4) 非标记的胰岛素,浓度为标记配体的 100~500 倍。

【实验方法】

1. 试验准备

(1) 将[125]I-胰岛素稀释到合适的浓度,一般加到反应管内最大浓度点的终浓度约为20~50nmol/L。

(2) 非标记的胰岛素的最终浓度约为标记胰岛素的500倍左右。

(3) 将反应缓冲液用蒸馏水稀释3倍,放入冰箱内预冷。

(4) 受体样品的蛋白质定量,选用考马氏亮蓝法或Lowry法,最终要求反应管内的蛋白质浓度约为0.1~0.3mg/管。

2. 加样反应

(1) 加样,按下表(表2-7-7)进行加样,(在冰浴中进行,避免受体失活)可根据实验进行调整(单位ul,双复管)。

表2-7-7　加样程序表

浓度点序号	总结合管(TB)			非特异结合管(NSB)			
	Tris-HCl	^{125}I-胰岛素	样品	Tris-HCl	^{125}I-胰岛素	样品	非标记胰岛素
1	340	10	50	290	10	50	50
2	330	20	50				
3	320	30	50	270	30	50	50
4	300	50	50				
5	280	70	50	230	70	50	50
6	250	100	50				
7	200	150	50	150	150	50	50

(2) 37℃水浴箱内反应30分钟。

(3) 待反应完毕后立即加入预冷的Tris-HCl(10mmol)缓冲液3ml终止反应。

(4) 多头细胞收集器分离,将配体-受体复合物收集到玻璃纤维滤纸上,并用Tris-HCl(10mmol)缓冲液冲洗3次,每次3ml,以洗去玻璃滤纸上的游离[125]I-胰岛素。

(5) 用γ免疫计数器测量滤纸的计数率。

【实验计算】

1. 数据记录(表2-7-8)

表2-7-8　实验数据记录表

浓度点	[RL]的cpm	换算因子X(nmol/cpm)	[RL]的化学浓度
$[L_T]_1$	cpm_1		$[RL]_1$
$[L_T]_2$	cpm_2	$X=\frac{1}{E\% \times 2.22 \times 10^6 \times 比活度(uCi/nmol)}$,	$[RL]_2$
…	…	[RL] = cpm × X/反应体积换算时注意单位的统一	…
$[L_T]_7$	cpm_7		$[RL]_7$

2. 数据处理方法

方法一:将上表的数据输入专业的受体处理软件求出$[R_T]$和K_D。

方法二:手工计算法:

(1) 将测得的TB的cpm平均值减去NSB的cpm平均值后,换算成浓度,即为[RL],此处的NSB需先做直线回归,算出其余各管的cpm。

(2) 将浓度值填入表2-7-9,单位nmol/L。

表2-7-9 实验数据计算表

管号	[L_T]	[RL]	[L]	B/F	F/B
1	N_1	M_1	N_1-M_1	$M_1/(N_1-M_1)$	$(N_1-M_1)/M_1$
2	N_2	M_2	N_2-M_2	$M_2/(N_2-M_2)$	$(N_2-M_2)/M_2$
3	N_3	M_3	N_3-M_3	$M_3/(N_3-M_3)$	$(N_3-M_3)/M_3$
4	N_4	M_4	N_4-M_4	$M_4/(N_4-M_4)$	$(N_4-M_4)/M_4$
5	N_5	M_5	N_5-M_5	$M_5/(N_5-M_5)$	$(N_5-M_5)/M_5$
6	N_6	M_6	N_6-M_6	$M_6/(N_6-M_6)$	$(N_6-M_6)/M_6$
7	N_7	M_7	N_7-M_7	$M_7/(N_7-M_7)$	$(N_7-M_7)/M_7$

(3) 以下面的方程为基础,以F/B(即[L]/[RL])为纵轴,[L]为横轴行直线回归

$$\frac{[L]}{[RL]}=\frac{K_D}{[R_T]}+\frac{[L]}{[R_T]}$$

(4) 其中$\frac{1}{[R_T]}$为直线斜率,$\frac{K_D}{[R_T]}$为截距

(5) 利用公式求出K_D、[R_T]

【思考题】

(1) 多点饱和曲线法与单点法有什么不同?

(2) 列出适用手工计算的其他数据模型。

第三篇 创新性实验

第八章 创新性实验

实验一 制备检测未知抗原含量的放射免疫分析试剂盒

【基础知识】

放射免疫分析技术是将放射性同位素测定与抗原和抗体间的免疫化学反应两种方法巧妙地结合起来所形成的一种超微量物质的测定方法。迄今为止,放射免疫分析技术已经有了比较明晰的机制,也有了系统的和理论性的质量控制方法。总结出一套切实可行的放射免疫分析试剂盒生产及其质量控制方法是非常必要的。要使放射免疫分析试剂盒质量达到要求,就要控制好其各个组分的质量,即做好前期的质量控制。在放射免疫分析技术中,需要四种主要试剂,即抗原(标准品)、抗体、标记抗原和分离游离抗原与抗原-抗体复合物的试剂,而影响灵敏度和准确性的因素与上述四种试剂的质量密切相关,即抗原的纯度、抗体的亲和力和特异性、游离抗原和抗原-抗体复合物的分离效果。其中较为重要的是制备高质量的抗体,而欲获得高质量抗体,又与抗原的纯度密切相关。

一、抗原的制备

当我们考虑建立某种待测物的放射免疫分析方法时,首先要考虑该待测物是否具有免疫原性,即是否具有在动物体内诱发抗体生成的能力和免疫性的大小。一般来说,大分子具有免疫原性,都是比较好的免疫原。分子量比较小的物质,或者免疫原性较弱,或者不具有免疫原性。通常情况下,分子量小于 2000 的物质不具有免疫原性,必须将它们接在一个大分子载体(如蛋白质)上才能获得免疫原性,我们称这种小分子物质为半抗原(hapten)。

近年来,半抗原连接蛋白质的技术进展很快。供连接半抗原用的大分子载体多是蛋白质或多肽。常用的有人血清白蛋白(HSA)、牛血清白蛋白(BSA)、牛甲状腺球蛋白、卵清蛋白和牛血纤维蛋白等,最常用的且比较便宜的是 BSA。

将半抗原与蛋白载体相联结时需要联结剂或缩合剂,目前应用最多的是碳化二亚胺法。碳化二亚胺是一种化学性质十分活泼的物质,常用的是水溶性碳化二亚胺法(EDC),当半抗原和蛋白质载体按一定比例混合后,加入水溶性碳化二亚胺,搅拌 1~2 小时,在室温下反应 24 小时,半抗原分子上的氨基和蛋白质分子上的羧基相结合;或半抗原分子上的羧基和蛋白质分子上的氨基相结合,形成半抗原-蛋白质结合物,再经透析分离除去未结合的半抗原,将产物冷冻干燥,即得到人工抗原。抗原纯度一般以免疫纯为标准,即在免疫电泳时仅出现单一沉淀线。对不同产品,或同一生产厂的不同批号产品,其纯度都可能不同。因此,必须对它进行提纯和纯化。

二、免疫血清的制备

免疫血清(抗体)的质量直接影响放射免疫分析法的建立,评价免疫血清性能的主要指标是其特异性和亲和常数。免疫血清的亲和常数是指抗体和相应的抗原起反应的亲和力,亲和力大表示形成抗原-抗体复合物的速度快,离解度小。最常用的抗血清制备方法是用待测抗原作为免疫原在动物体内诱导产生抗体。一般情况下,天然抗原比较容易制成高质量的抗血清;而人工抗原免疫原性较弱,诱发动物产生抗血清的时间长,且在同批动物个体之间有很大差异。所以,在建立放射免疫分析法时,应对所制得的抗血清进行质量鉴定,筛选符合要求的抗血清,其鉴定内容有滴度、亲和力和特异性测定等。

三、标记抗原

在放射免疫分析中,用放射性核素标记抗原并使之不损失免疫活性是一个关键的环节。要求标记抗原具有高比活度并保持免疫活性,方能保证分析方法的灵敏度。对标记抗原的要求一般应具备下列条件:

1. 高放射性比活度 放射免疫分析系统中所用标记抗原的化学量越少,分析的灵敏度越高,但同时还需要使每一反应管有足够的放射性活度以控制放射性测量误差,这就要求标记抗原有较高的比活度。

2. 标记抗原要保持原有抗原的免疫活性 放射免疫分析中所用的标记抗原,其化学结构不一定要求与待测物(抗原)完全相同,但必须是能和待测物竞争特异结合的试剂。因此,要求标记抗原在标记过程中尽可能避免剧烈的反应条件或化学试剂,以减少标记抗原免疫活性的损伤,达到标记抗原的免疫活性与标记前一致。

3. 标记用的放射性核素具有合适的半衰期。

4. 操作简便,易于标记,易于防护。

目前标记抗原常用的放射性核素是^{125}I,常用的标记方法是氯胺T法。氯胺T是一种氧化剂,它与过氧化氢、一氯化碘一样,能将^{125}I溶液中带负电荷的碘离子氧化成放射性碘分子,然后取代抗原酪氨酸残基苯环上的氢而得到标记。

四、分离剂

在放射免疫分析法中,抗原和抗体经温育一定时间后,反应液中的标记抗原的存在形式有抗原-抗体复合物(B)和游离抗原(F)两种,必须选择适宜的分离方法将B和F分离,分离的完全与否必将直接影响分析方法的精密度和准确性。因此,如何进行B与F的分离,是放射免疫分析的重要步骤。目前常用的分离方法有:非特异性沉淀法、吸附法、双抗体沉淀法、固相法和双抗体+聚乙二醇(PEG)法等,根据不同的分离体系选用合适的分离方法和分离剂。

五、放射免疫分析法建立的有关问题

1. 标准品的标定 在放射免疫分析中,首先要用标准品制作标准竞争抑制反应剂量曲线，因此需要对标准品进行标定。目前各实验室需要自己经过一系列生化方法纯化和鉴定标准品。常用的纯化方法有薄板层析、亲和层析、Sephadex 凝胶过滤等。鉴定方法常用蛋白质定量、紫外光谱扫描、分光光度法和荧光分光光度法等。

2. 反应介质　放射免疫分析法中所用反应介质为缓冲液，因检测物的不同反应介质也略有差别。目前常用的缓冲液有下列几种：磷酸盐缓冲液、醋酸缓冲液、巴比妥缓冲液、Tris-HCl 缓冲液、硼酸缓冲液等。应用最多的是磷酸盐缓冲液，pH 为 7.4，浓度为 0.01～0.1mol/L。在缓冲液中，有时需加入下列物质：①EDTA 二钠盐作为络合剂，可除去样品中的 Ca^{2+} 和 Mg^{2+}，并可抑制补体对免疫反应的干扰；②牛血清白蛋白或明胶使反应液中保持一定浓度的蛋白质，以减少容器对抗原的非特异性吸附；③防腐剂多采用 0.1%叠氮钠（NaN_3）或 0.01%硫柳汞，可使缓冲液放置数月也不容易长霉；④载体蛋白质在采用双抗体分离 B 和 F 时，要加入适量正常第一抗体同种动物血清（若第二抗体为羊抗兔则需加入 2.0%～2.5%正常兔血清），以促进第二抗体-抗原复合物沉淀更完全。

3. 温育温度和时间　结合反应温育的温度和时间，因被测物的不同而异，一般采用 4℃ 和 24 小时。更多的是在建立方法时，用不同温度和时间进行实验对照，以选择最佳条件。

4. 标准曲线的绘制　可用 B/F×100%、B/B_0×100%、B_0/B 值、cpm×10^{-3}或 logit 值等为纵坐标，标准品浓度为横坐标作图。

【实验内容】

（1）教师讲授有关放射免疫分析的基本概念和方法的最新进展。

（2）学生自行设计试验方案。

（3）各组组长向全体同学汇报本组讨论情况和设计方案。

（4）自由发言。

【教师点评】

教师对学生的讨论情况和设计方案进行点评。

【学生作业】

用放射免疫分析原理设计一个诊断炎症过程中最具标志性的因子 C-反应蛋白（CRP）的放射免疫分析试剂盒研制的实验研究方案。

实验二　常用去污剂对物件表面放射性沾染的去污效果分析

【基础知识】

核医学诊疗中需要操作开放型放射性核素，必然要污染操作过程中使用的容器、器皿、器械、器材等设备，有时也可能造成人体表面的污染。应尽早选择适当的去污方法和去污剂消除污染，避免扩大污染范围，并注意去污过程中的防护。

放射性核素以机械结合、物理结合和化学结合的形式与各种物体表面结合从而使表面沾染。沾染程度与核素的种类，物理化学性质，数量和被沾染物件表面的性质等因素有关。根据放射性核素与表面的结合形成可采用相应的机械（刷子洗刷等）、物理（超声波等）和化学（去污剂等）等方法破坏放射性核素与表面的结合，使放射性物质脱离被沾染表面从而达到去除表面放射性沾染的目的。通常使用各种去污剂对被沾染表面进行擦拭。

一、常用的去污剂

酸类：2～3mol/L HCl、HNO_3、H_3PO_4。

碱类：10%NaOH、肥皂、洗衣粉、Na_3PO_4。

氧化-还原剂类：1%$KMnO_4$-$H_2C_2O_4$ 饱和溶液，H_2O_2-草酸溶液。

络合剂类：EDTA-Na 盐溶液、柠檬酸钠溶液、草酸溶液及 NaAc-HAc 溶液等。

二、常用的去污方法

1. 体表污染的洗消 一般皮肤的轻微污染，可用洗消皂擦洗，再用清水冲洗，反复 2～3 次，即可取得满意的效果。污染较严重，上述去污染措施效果不佳时，可用多种络合剂或稀 HCl 擦洗。

2. 实验设备的去污 根据污染材料的性质和特点选用物理的或化学的方法去污。

玻璃器皿的去污，可先用清水冲洗，再浸于 3%盐酸或 10%柠檬酸溶液中 1 小时，取出用清水冲洗。若去污不满意，则再浸重铬酸钾硫酸饱和溶液 15 分钟，取出再用清水冲洗。

金属器械的去污，可用清水洗涤，如不能去污，则按不同金属选择去污剂。不锈钢可用加热的 2N 稀硝酸浸泡后刷洗，清水冲洗（切忌用强酸）；铝用 1%HNO_3 或 Na_3PO_4 擦洗（忌用强酸、强碱）；铜和铅可用稀盐酸洗，再用弱碱溶液中和浸洗，最后用清水冲洗。

木质、水泥地面的去污，一般去污剂擦洗效果不佳，只能用覆盖、刨削、更换等方法。

三、去污效果的评价

去污效果的好坏，通常采用下列指标表示。

1. 去污率

$$去污率(\%)=\frac{去污前的放射性计数-去污后的放射性计数}{去污前的放射性计数}\times 100\%$$

2. 吸附率

$$吸附率 = 1-去污率$$

3. 洗涤效率指数

$$洗涤效率指数(\%)=\frac{去污剂洗去的百分数-水洗去的百分数}{100-水洗去的百分数}\times 100\%$$

最高效率指数为 10 时，说明全部污染被除掉；效率指数为 0 时，说明去污剂的效率与水的去污效率一样；效率指数为-10～-1 时，说明去污效率比水差。

四、影响去污效果的因素

1. 表面性质 多孔性表面，如水泥板、砖瓦、墙壁和木器表面等，放射性核素能够渗透到深处。因此，去污比较困难。相反，光滑表面，如玻璃、橡皮、塑料板等去污较容易。

2. 核素的物理化学状态 放射性粉尘沉积在表面上，吸附不十分牢固，去污比较容易；

放射性溶液,往往呈离子状态,与有些物质进行化学吸附或离子交换,去污较难。

3. 污染时间　污染时间越长,固着越牢,则去污越难。

4. 去污剂　去污效果与去污剂性能有关。

5. 去污溶液的温度与去污次数　使用加热的去污剂溶液可以提高去污效果。通常情况下,去污操作进行多次比单次的效果好。

【实验内容】

(1) 请以木片、涂漆木片、水磨石、玻璃片、塑料片和镀锌铁片等作为沾染用表面材料,或以新鲜细毛猪肉皮模拟人体皮肤用作沾染实验材料,以放射性^{131}I或$Na_3{}^{32}PO_4$溶液作为沾染用的放射性核素,用表面辐射沾染仪作为测量仪器,比较几种去污剂对物件表面或皮肤的放射性沾染的去除效果。通过预实验确定最佳去污剂剂型、去污程序及去污方法,以最大限度地减少去污过程中放射性废物的扩散和残留量。

(2) 要求学生自行设计试验方案及实验记录表,比较不同材料用不同去污剂的去污效果。

(3) 经过小组讨论,各组组长向全体同学汇报本组讨论情况和设计方案。

(4) 自由发言。

【教师点评】

教师对学生的讨论情况和设计方案进行点评。

【学生作业】

以小组为单位写出实验设计方案。

实验三　植物和土壤中总α和总β放射性测定方法

【基础知识】

对环境样品进行放射性测量与对非放射性环境样品监测过程一样,也是经过以下三个过程:样品采集、样品前处理和仪器测定。根据下列因素决定采集样品的种类:①监测目的和监测对象;②待测核素的种类、辐射特性和物理化学形态;③在环境中的迁移和影响;④有时要同时采集大气、水、土壤和生物样品用于确定某污染源或某地区的放射性污染状况。

1. 样品采集

(1) 放射性沉降物的采集:沉降物包括干沉降物和湿沉降物。干沉降物可用水盘法、粘纸法、高罐法采集。湿沉降物采集方法除上述方法外,常用一种能同时对雨水中核素进行浓集的采样器。

(2) 放射性气溶胶的采集:常用滤料阻留采样法,其原理与大气中颗粒物的采集相同。

(3) 其他类型样品的采集:其他类型样品的采集与非放射性样品的采集相近。

2. 样品的预处理

(1) 目的:对要测量的放射性核素进行浓集,并去除干扰的放射性核素,将样品的物理形态转换成易于进行放射性检测的形态。

(2) 方法

1) 衰变法:样品放置一段时间,使半衰期短的干扰放射性核素衰变后,再对样品进行放射性测量。在测定大气中放射性气溶胶的总α、β放射性时常用这种方法,在用过滤法采样后，放置4~5小时，以使短寿命的氡、钍子体蜕变殆尽。

2）共沉淀法：加入共沉淀剂使待测放射性核素得以沉淀析出。此法具有简便、实验条件易满足等优点，在某些情况下还能直接提供固态样品源，所以在微量放射性核素的分析中也是一种常用的分离浓集手段。

3）灰化法：固态样品或蒸干的水样，可放入瓷坩埚内，置于500℃马福炉中灰化一定时间，冷却后称量灰重，并转入测量盘中，均匀铺样后检测其放射性。

4）电化学法：通过电解的方法将放射性核素（如Ag、Pb、Bi等）沉积在阴极、或以氧化物（如Pb、Co）的形式沉积在阳极上。该法的优点是分离纯度高，沉积在惰性金属片（或丝）电极上的沉积物可直接（或做成样品源）进行放射性测量。

5）其他预处理方法：其他预处理方法与非放射物质相近。

3. 植物中总α、β放射性活度的测量 按要求采集植物样品，经过清洗，切碎，风干或烘干，炭化、灰化后铺样，用相应的探测器分别测量α和β射线的比活度。测β放射性的样品层应厚于测α放射性样品层，并分别按下列公式计算出植物中的总α、总β比活度。

（1）植物中总α比活度计算公式

$$C_{\alpha}=\frac{33.3\times10^{3}(N-N_{本})m_{1}\cdot m_{2}}{M_{0}\cdot S\cdot\delta\cdot\eta}(\mathrm{Bq/kg}\ 鲜重)$$

式中：33.3×10^{3}—转换系数

N—灰样的计数率（计数/min）

$N_{本}$—仪器本底计数率（计数/min）

m_1—样品干重（kg）

m_2—10克干样的灰重（g）

m_0—样品鲜重（kg）

S—样品盘有效面积（cm^2）

δ—吸收厚度（mg/cm^2）

η—仪器探测效率

δ按下列公式进行计算：当α粒子通过该厚层物质时，其能量减弱到不能被闪烁探头记录的厚度，称为吸收厚度δ，计算公式如下：

$$\delta=d\left(\frac{(N_{0}-N_{本})m}{N_{d}-N_{本a}}\right)\mathrm{mg/cm^{2}}$$

式中：d—加盖铝箔的质量厚度（毫克/平方厘米）

一般采用1~2毫克/平方厘米

N_0—标准源计数率（计数/分）

N_a—标准源加盖铝箔后的计数率（计数/分）

η按下列公式进行计算

$$\delta=d\,\frac{N_{0}-N_{本}}{A_{0}}$$

式中：N_0—标准源计数率（计数/分）

A_0—标准源在4π方向每分钟的α衰变数

（2）植物中总β比活度计算公式

$$C_\beta=\frac{1.43\times10^3(N-N_{本})m_1\cdot m_2}{(N_{KCl}-N_{本})m_0}(\text{Bq/kg 鲜重})$$

式中:1.43×10^3 为转换系数

其余符号意义同前述公式所述。

4. 土壤中总 α 和 β 放射性活度的测量　采集 4~5 份表土,除去杂物,晾干(或烘干),土壤样品经烘干、压碎和缩分,直至剩 200~300g 土样,再于 500℃灼烧,冷却后研细和过筛,备用。称取适量上述土样于测量盘中,铺成厚样,用相应的探测器分别测量 α 和 β 放射性比活度。按下列公式分别计算土壤的总 α 和总 β 的放射性比活度。

(1) 土壤总 α 比活度计算公式

$$C_\alpha=\frac{3.33\times10^4(N-N_{本})}{S\cdot\delta\cdot\eta}(\text{Bq/kg 干土})$$

式中:3.33×10^4 为转换系数

其余符号意义同前所述。

(2) 土壤中总 β 比活度计算公式:

$$C_\beta=\frac{1.43\times10^4(N-N_{本})}{(N_{KCl}-N_{本})}(\text{Bq/kg 干土})$$

式中:1.43×10^4—1 千克氯化钾所含^{40}K 的 β 活度(Bq)

N—干土壤的放射性计数率(计数/分)

N_{KCl}—与干土样等重的氯化钾计数率(计数/分)

$N_{本}$—本底计数率(计数/分)

γ—γ 放射线校正系数。可由下式求得

$$\gamma=1+\frac{N_1}{N}$$

N 为干土样加盖后的计数率(计数/分),该盖厚度 2.5~3mm,它是 $700mg/cm^2$ 的铝吸收片。

【实验内容】

(1) 教师讲授有关植物、土壤中总 α、总 β 放射性测定的一般原理和方法以及应用相关公式进行计算的方法。

(2) 学生自行设计实验记录表和实验方案。实验记录表中除放射性测量结果外,还应包括样品的一般资料,如取样日期、地点、样品名称、编号和样品鲜重、干重、灰重等。再计算样品的 α、β 的总放射比活度并填入表内。

(3) 植物、土壤中总 α、总 β 放射性测量时,如何进行样品的采集?样品进一步处理的方法是什么?

(4) 各组组长向全体同学汇报本组讨论情况和设计方案。

(5) 自由发言。

【教师点评】

教师对学生的讨论情况和设计方案进行点评。

【学生作业】

要求学生根据讨论结果,设计一套环境中总 α 和总 β 放射性测量的研究方案。

实验四 抗肿瘤中药活性成分对肿瘤细胞生长的抑制

【基础知识】

提取的各种抗肿瘤中药活性成分在体外细胞培养系统中可以影响肿瘤细胞的生长，如通过抑制 DNA 合成，影响其分裂增殖。通过^{3}H-TdR 掺入实验可以了解各种因素对细胞 DNA 合成的影响程度。

【实验方法】

(1) 各种抗肿瘤中药活性成分。

(2) 肿瘤细胞株。

(3) 反应系统：DNA 合成前身物选择，如^{3}H-TdR。

(4) 数据处理：如抑制率计算。

【教师点评】

根据学生实验设计情况进行指导。

【思考题】

(1) 细胞周期的特点？

(2) 如何利用本实验原理观察某种成分促进细胞的分裂增殖？

实验五 消化道出血治疗药物剂型改良后疗效观察

【基础知识】

消化道出血治疗药物在创面停留或作用时间长短是影响其疗效的重要因素，因此可以通过改进药物剂型，增加药物作用时间使出血较快得到控制。本法通过观察动物粪便中^{51}Cr-RBC的排出量，理解不同剂型药物作用的效果。

【实验内容】

(1) 不同剂型的消化道出血治疗药物。

(2) 动物消化道出血模型的建立。

(3) 动物自体红细胞^{51}Cr 标记。

(4) 用药后不同时间粪便收集与放射性测量。

【教师点评】

根据学生实验设计情况进行指导。

【思考题】

(1) 通过什么途径可以延长药物作用时间？

(2) 影响粪便中放射性含量的因素有哪些？

实验六 去除废水中的放射性核素

【基本知识】

1. 放射性物质对水污染的危害 水是人类赖以生存和繁衍生息的重要物质基础，水又是众多物质的有效溶剂。因此,水的质量关系着人类的生活质量和未来发展。

常见污染水体的物质有:无机物质、无机有毒物质、有机有毒物质、需氧污染物质、植物营养素、放射性物质、油类和冷却水以及病源微生物等。

正常情况下,水中也含有放射性核素,主要是天然放射性核素钾、铀、钍、镭和其子体。根据20世纪80年代全国天然放射性本底调查的结果,我国各流域江河水中天然放射性核素浓度:铀为每升(0.02~42.35)微克,钍为每升(<0.01~9.07)微克,镭-226为每升(<0.50~99.54)毫贝可,钾-40为每升(8.0~7149)毫贝可。我国城镇自来水中天然放射性核素浓度均值:铀为每升2.12微克,钍为每升0.13微克,镭-226为每升6.86毫贝可,钾-40为每升91.7毫贝可。水中含有这些微量的放射性物质不会影响我们的生活和健康。但是人类活动排放出的放射性污染物,使环境的放射性水平高于天然本底或超过国家规定的标准就会造成放射性污染。

放射性核素排入环境中后,可造成对大气、水体和土壤的污染。放射性核素由于大气扩散和水流输送可在自然界得到稀释和迁移,同时也被生物富集,使某些动植物,特别是一些水生生物体内放射性核素的浓度比环境增高许多倍。例如牡蛎肉中锌同位素的浓度可以达到周围海水中浓度的10万倍。

水中的放射性核素通过饮水或食用放射性物质含量高的生物等多种途径进入人体,使人受到放射性伤害。这种内辐射一旦超过一定的限量就会危害人体健康。放射性核素放射出的射线与生物体或水作用,会产生许多极具活性的游离粒子,这些粒子会继续作用于蛋白质,降低其活性,阻止细胞分裂、破坏细胞膜或破坏细胞的功能。常见的致癌效应和遗传上的突变效应,对当代及其后代产生不良影响。

2. 水中放射性物质的主要来源 环境中的辐射源来自大量天然存在和人为制造的放射性物质,其中天然的辐射占98%以上。

水中天然放射性主要来自岩石、土壤及空气中的放射性物质,岩石、土壤中含有铀、钍、锕三个放射系及钾、铷等天然放射性核素,这些核素形成的各种水的溶解物可被流水带到饮用水源中,不溶性的放射性物质也会随泥沙等固体微粒进入水体。空气中含有的氚、氡等放射性核素可被雨雪、降尘带入水中。

人为制造的放射性物质主要来自于人类活动和人工辐射源(如医学或工业使用的一些放射源)产生的一些放射性化合物,这些人类活动可使环境中天然放射性和人工放射性增加,进而渗入到水循环中,从而造成水的污染。

主要有以下几种情况:进行技术处理过程包含一些天然放射性核素(例如,矿石开采和矿砂的处理过程或者磷肥的生产过程);从核燃料循环设施排放的一些放射性核素;加工放射性核素(生产和使用非密封源)作为定期向外排放这些核素的后果,可以进入到环境中;特别是在不适当医学或工业使用和处置过程而引起环境中放射性核素异常增高。

放射性物质进入水环境的途径:核试验沉降物会造成全球地表水放射性水平增高;核企业排放的放射性废水,以及冲刷放射性污染物的地面流水,往往会造成附近水域的放射性污染。地下水受到放射性污染的主要途径有:放射性废水直接注入地下含水层,放射性废水排往地面渗透池和放射性废物埋入地下等。地下水中的放射性核素也可能迁移扩散到地表水中,造成地表水污染。

3. 水中放射性物质的监管 随着人类某些活动使环境中的天然和人工辐射水平不断增高,特别是越来越多核能的发展和同位素新技术的应用,导致放射性物质对环境的污染问题不断增多。

一般情况下,通过对辐射源或实践操作实施监管可限制这些辐射源所产生的影响,一旦发生辐射源水污染事件,通过这种监管机制也可采取补救行动。

因此,为了人类的身体健康,有必要将饮用水中放射性指标制定为水质标准,并进行常规监测和评价。世界卫生组织的推荐值是总α放射性为0.1bq/L,总β放射性为1bq/L。而我国《生活饮用水卫生标准》GB5749-2006规定,总α放射性限值为0.5bq/L,总β放射性限值为1bq/L。

4. 水中放射性物质的检测 根据世界卫生组织和我国《生活饮用水卫生标准》GB5749-2006规定,水中放射性物质的检测通常首先测定以α辐射和β辐射形式表示的总放射性水平,而不需要知道这些特定放射性核素的性质和来源,因为对识别单个放射性核素和测定它们的浓度的过程需要采用复杂的技术方法和昂贵的分析手段。

为了分析饮用水的总α活度和总β活度(不包含氡),最通用的一个方法是蒸发已知容积的水样使之干燥后测量残余物的活度。

(1)水样总α放射性活度的测定方法:水中常见辐射α粒子的核素有Ra、Rn及其衰变产物等。一般情况下,水样总α放射性浓度是0.1Bq/L,超过此值,即应进行总α放射性活度的测量。

(2)水样总β放射性活度测量方法:水中的β射线常来自K、Sr、I等核素的衰变,一般认为安全水平为1Bq/L。水样总β放射性活度测量步骤基本与测量总α放射性活度相同,但检测器用低本底的盖革计数管,且以含K的化合物作标准源。

5. 水中放射性物质的去除 当每升水所含放射性活度超过10^{-5}居里时称为高水平放射性废水,每升所含放射性活度超过10^{-2}~10^{-5}居里时称为中水平放射性废水。高、中水平放射性废水中含有大量长寿命裂变物,排入水体后会造成环境的严重污染,并有可能通过食物链进入人体。因此,水中放射性物质超过国家规定的排放标准就需要对其进行处理。

放射性核素用任何水处理方法都不能改变其固有的放射性衰变特性,其处理一般遵循两个基本原则:①将放射性废水排入水体,通过稀释和扩散达到无害水平。主要适用于极低水平的放射性废水的处理。②将放射性废水浓缩后,将其浓缩产物与人类的生活环境长期隔离,任其自然衰减。对高、中、低水平放射性废水均适用。

目前国内外普遍做法是对放射性废水进行浓缩处理后储存或固化处理。传统浓缩处理法主要有化学沉淀、离子交换、蒸发、生物化学、电化学等方法,其中主要是前三种方法,前三种方法的代表性去污系数的数量级分别为10、10~10^3、10^4~10^6。

稀释排放法主要针对低活度的放射性废水,稀释至限值以下放入下水道。

放置衰变法主要针对于短半衰期的低活度放射性废液,放置10个半衰期后,作一般废液排放。

浓缩储存:对于长半衰期高活度的废液,以化学沉淀、离子交换、蒸发等方法,将放射性物质浓集,缩小体积,以利长期储存。

固化储存:经浓缩处理后的放射性残渣,可与水泥、沥青等融合成固态废物,再以储存。

另外膜分离技术、超滤、反渗透、电渗析、絮凝集沉淀、磺酸型聚苯乙烯阳离子交换树脂、活性炭吸附等技术可供选择。

(1)化学共沉淀法:化学共沉淀法是将沉淀剂与废水中微量的溶解性放射性核素发生共沉淀作用的方法。此种不溶性的沉降物有如消除剂或"载体"的作用,借以使放射性离子从溶液中沉淀。在沉淀之前需要将废液的pH调至碱性,以便生成金属的氢氧化物絮凝体。

最通用的沉淀剂有铁盐、铝盐、磷酸盐、石灰、苏打等。对铯、钌、碘等几种难以去除的放射性核素要用特殊的化学沉淀剂。例如放射性铯可用亚铁氰化铁、亚铁氰化铜共沉淀去除；放射性钌可用硫化亚铁、高碘酸铅共沉淀去除；放射性碘可用碘化钠和硝酸银共沉淀去除。化学沉淀法适用于含盐量较高的废水，去污因子一般在10左右。

运用化学沉淀法处理废水其处理过程简单、费用低，对净化要求不高，体积较大的低放废水的处理比较适用。影响凝聚沉淀净化效率的因素较多，其中主要包括以下几个方面：①废水的pH，不同的沉淀剂需要选择对应最适宜的pH，例如硫酸铁适用于pH5.5~6.5；②沉淀剂的用量，用量要与废水中含有的胶体状及悬浮状物质的量相对应，才能保证较好的净化效果；③混合均匀程度，投加的沉淀剂在废水中分布越均匀，沉淀过程越快。

目前化学沉淀法除了用于净化去污要求不高的大体积低放废水外，还可以作为预处理手段同其他方法结合使用。

(2) 离子交换法：当离子交换树脂与放射性废液相接触时，通过树脂上的可交换离子与废液中的放射性离子互相交换，将放射性核素有选择地去除，从而使废液净化。放射性核素在水中主要以离子形式存在，其中大多数为阳离子，只有少数核素碘、磷、钼、氟等以阴离子形式存在。因此采用离子交换法处理放射性废水往往能获得较高的去除效率。

该法对于溶解性无机污染物去除较为彻底，处理后的水中放射性污染物的含量很低，去除率高。但如果处理溶解性固体物含量高的废水时工作周期短，再生频繁。再生液中含放射性污染物，再生需耗用酸、碱，操作复杂，运行费用高。鉴于离子交换法的工作原理和工作特性，离子交换法常用于处理含盐量低、含悬浮物较少的中低水平放射性废液。

(3) 蒸发浓缩法：蒸发浓缩法是借助外部加热使溶液的部分溶剂被汽化，经冷凝后成为含不挥发溶质较少的二次蒸汽冷凝液而得到净化。蒸发浓缩法处理放射性废水时，水不断被汽化成为二次蒸汽从蒸发器中排出，放射性物质不被汽化保留在溶液中，因而得到浓缩。该法主要用于处理含有难挥发性放射性核素的废水，可以得到很高的去污系数和浓缩系数，其去污系数一般在10^4~10^6。

该方法净化系数高、技术相对成熟，安全可靠。但该法不适合处理含有挥发性核素和易起泡沫的废水，热能消耗大，运行成本较高。

(4) 高铁酸钾去除水中放射性核素：实际应用证明，高铁酸钾的性能优于目前流行的放射性废水的治理方法，处理后水的放射性浓度明显低于排放标准。

K_2FeO_4 在处理放射性废水时具有简便、效果好、无二次污染等优点。在pH11.5~12时，采用高铁酸钾处理含镅、钚废水，可将总α射线从3.0×10^6 pCi/L降至3.0×10^3 pCi/L以下(1 pCi/L $=10^{-12}$ Ci)。在美国能源部对放射性废水的治理中，用K_2FeO_4以两步处理过程将总α射线从37000 pCi/L降到40 pCi/L。

【实验内容】

(1) 要求学生以小组为单位选出代表介绍现有的去除废水中放射性核素的方法。

(2) 要求学生讨论现有的去除废水中放射性核素方法的优缺点。

(3) 学生以小组为单位讨论去除废水中放射性核素的设计方案。

(4) 学生以小组为单位派代表向全体学生汇报讨论情况和设计方案。

(5) 学生自由发言，并进行讨论。

【教师点评】

教师对学生的讨论情况和设计方案进行点评。

【学生作业】

学生以小组为单位，根据教师和学生讨论的情况，修改和完善设计方案，有条件的学校在教师的指导下可以进行实验。

实验七　^{131}I-RB 小鼠肝细胞摄取和血潴留率测定

【基本知识】

1. 肝脏的功能及细胞组成　肝脏是人体最大的腺体和最重要的消化器官、代谢器官和防御器官，也是胎儿的主要造血器官和人体新陈代谢的枢纽。

肝脏的功能：

(1) 维生素代谢。多种维生素，如 A、B、C、D、K 的合成和储存均与肝脏密切相关。肝脏明显受损时，可继发维生素 A 缺乏而出现夜盲或皮肤干燥综合征等。

(2) 激素代谢。肝脏参与激素的灭活。肝功能长期受损时可出现性激素失调，可有性欲减退、腋毛、阴毛稀少或脱落、阳痿、睾丸萎缩、女性乳房发育不良、月经不调、出现肝掌和蜘蛛痣等。

(3) 肝脏通过神经及体液的作用参与水的代谢过程，抵消脑下垂体后叶抗利尿激素的作用，以保持正常的排尿量。肝脏还有调酸碱平衡及矿物质代谢的作用，又是重要的热能供给器官。

(4) 分泌和排泄胆汁的功能：肝脏在 24 小时内制造胆汁约 1L，经胆管运送到胆囊，胆囊起浓缩和排放胆汁的功能，以促进脂肪在小肠内的消化和吸收。

(5) 解毒功能：肝脏对来自体内和体外的许多非营养性物质如各种药物、毒物以及体内某些代谢产物，具有生物转化作用。通过新陈代谢将它们彻底分解或以原形随胆汁或尿液排出体外。这种作用也被称作“解毒功能”。

(6) 有关血液方面的功能：胎儿时肝脏为主要造血器官，至成人时由骨髓取代，造血功能停止，但在某些病理情况下其造血功能恢复。另外，几乎所有的凝血因子都由肝脏制造。在人体凝血和抗凝两个系统的动态平衡中，肝脏起着重要的调节作用。因此肝功能破坏的严重程度常与凝血障碍的程度相平行，肝功能衰竭者常有严重的出血。

肝脏由肝细胞(约占 60%)、内皮细胞、库普弗细胞(星形细胞)和 Ito 细胞(脂细胞)组成。

正常人肝细胞为多角形，肝细胞呈多面体，直径约 20~30μm。不同的生理条件下大小有差异，如饥饿时肝细胞体积变大。肝细胞核圆形，位于胞体中央，核仁明显，有时有双核。胞体内有丰富的细胞器和包含物。在电子显微镜下可见多种微细结构如粗面内质网和滑面内质网、核糖体、线粒体、溶酶体、戈尔吉氏体及中心体等，此外还有多种不定形物质如糖原、脂滴、脂色素和胆色素等。

库普弗细胞是一种特定的吞噬细胞，Ito 细胞含脂质并储存维生素 A 及 B2，能制造胶原纤维，在炎症时也能转变为纤维母细胞，形成纤维组织。

2. 实验性肝损伤模型建立　对肝损伤的防治目前仍是一个全球性的严峻课题，通过建立实验性肝损伤模型，研究肝病的发病机制，筛选保肝药物，探索保肝作用原理，具有十分重要现实意义。

肝损伤实验动物模型的复制是进行防治肝损伤药物研究的前提。目前，肝损伤动物模型的建立主要有生物、免疫、化学等方法。

应用四氯化碳和氨基半乳糖复制肝损伤动物模型，条件要求低，技术易于掌握，可靠性强，重复性好，是其他任何肝损伤模型无法比拟的，因此，它们是目前研究抗肝损伤新药常用的动物模型复制方法。

（1）化学性肝损伤动物模型

1）四氯化碳性肝损伤：四氯化碳（CCl_4）溶于精致植物油配制0.1%浓度，按10 ml/kg小鼠腹腔注射，12～24小时后测定血清丙氨酸氨基转移酶（ALT）、天门冬氨酸氨基转移酶（AST）、总胆红质（TB）、总蛋白（TP）、白蛋白（Alb），肝匀浆脂质过氧化物（LPD）或丙二醛（MDA）、超氧化物歧化酶（SOD），谷胱甘肽过氧化物酶（GSH-Px）或还原性谷胱甘肽（rG-SH）等反映肝功能及脂质过氧化的指标，并行组织病理学检查。

2）D-氨基半乳糖性肝损伤：用生理盐水配制成100 g/L的D-氨基半乳糖（D-galactosamine）溶液，大鼠或小鼠腹腔注射600～900 mg/kg，造成急性肝损伤模型，注射24～48小时后检测肝功能、病理及脂质过氧化指标。

3）对乙酰氨基酚肝损伤：对乙酰氨基酚（acetaminophen），又名扑热息痛、醋氨酚，是常用的解热镇痛药，每日25 mg治疗剂量下较安全，过量则使肝脏不同程度损害。对乙酰氨基酚加热下溶于生理盐水，给小鼠300～500 mg/kg一次性腹腔注射；它也可配成质量浓度为2.5%混悬液经口灌胃，制成肝损伤模型。24小时后检测肝功能、病理及脂质过氧化指标。

（2）免疫性肝损伤动物模型

1）刀豆球蛋白A诱导法：小鼠直接一次性尾静脉注射刀豆球蛋白A（concanavalin A，Co-nA），20 mg/kg制成急性免疫性肝损伤模型，2～8小时后取样测定肝功能、病理及脂质过氧化指标。

2）卡介苗（BCG）加脂多糖（LPS）诱导法：给小鼠尾静脉注射卡介苗浆液0.2 ml/只（含5×10^6个菌以上），致敏后10天，再尾静脉注射脂多糖7.5 μg/只，16小时后检测肝功能、病理及脂质过氧化指标。

（3）酒精性肝损伤动物模型

1）急性酒精性肝损伤：小鼠或大鼠以50～60度白酒或体积分数为50%～60%的乙醇溶液一次性经口灌胃4～6 g/kg，4～24小时处死动物，检查肝功能、病理及脂质过氧化指标。

2）慢性酒精性肝损伤：大白鼠以50%～60%的乙醇溶液经口灌胃2.4～5.0g/kg，每日1次，连续2个月。每天同时喂饲营养不良饲料（面粉∶次粉∶草粉∶豆粉按2∶1∶1∶1比例配方，另加少量豆油及食盐），末次灌胃24小时后进行病理学检查。

3. 玫瑰红 玫瑰红（rose bengal，RB），又称虎红、四氯四碘荧光素。分子式：$C_{20}H_2Cl_4I_4O_5Na_2$，见图3-8-1。分子量：1017.64。它是一种常用的食用色素，在日本称为食用色素红色105号（food red No.105）。纯品为紫红包粉末，无嗅，可溶于水、乙醇等溶剂。除用于食品外，还可用于紫外荧光发电、显微分析中的细菌染色体染色，在核医学中用作^{131}I的标记物。用作银量法的吸附指示剂和生物染色剂。

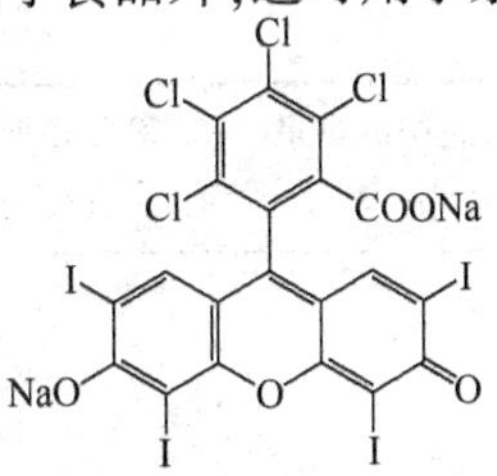

Cl Cl Cl Cl COONa I I NaO O O I I

图3-8-1 玫瑰红分子结构式

（1）玫瑰红的制备：将间苯二酚与四氯苯酐缩合制成的4,5,6,7-四氯荧光素进行四碘化，然后转化Na（或K）盐即得。四氯苯酐是用苯酐与氯气在发烟硫酸介质中用碘作催化剂合成。四氯苯酐与间苯二酚在缩合剂氯化锌存在下进行缩合生成四氯荧光素，四氯荧光素再在醋酸介质中与过量的碘起取代反应，生成四氯四碘荧光素，经提纯除去无机杂质，然后用氢氧化钠中和,即生成四氯四碘荧光素钠盐,再经浓缩干燥,即得到紫红色粉末状产品。

(2) 体内代谢过程:RB 随血流经肝脏时被多角细胞摄取,随之选择性分泌入毛细胆管,经胆道系统排泄进入肠道,之后不再被重吸收。血中 RB 清除速度,取决于多角细胞的摄取功能、肝血流量及胆管功能状态。

4. 玫瑰红的^{131}I 标记 ^{131}I-玫瑰红主要用于肝扫描、肝胆功能药物的筛选及对肝胆病理生理学的研究。

玫瑰红的^{131}I 标记率一般可达 80%以上,具体标记方法参见本书标记技术章节。

用^{131}I 标记后,产品中的主要杂质除未标记上的$^{131}I^-$外,尚有许多低碘化度的荧光素,使众多的组分完全分离是比较困难的。1975 年世界卫生组织(WHO)要求控制其中的$^{131}I^-$含量不超过 10%,主要组分四氯四碘荧光素不少于 70%。1985 年版中国药典采用这一规定,而 1990 年版美国药典已将主要成分四氯四碘荧光素含量这一标准提高到 90%以上。

$^{131}I^-$玫瑰红制剂的分析方法常采用纸色层分析:采用"新华"中速色层纸,或 Whatman 1 号、2 号色层纸,以 V(正戊醇):V(浓氨水):V(水)= 0.5:2:100 作为溶剂,用上行色层法展开到前沿 25 cm,时间约为 2~ 3 小时,可将其中近 10 个组分分开。

展开剂层析分离后将各斑点分别剪下,以 1~2 mol/L 的 NH_4OH 溶液洗脱,将得到的洗脱液用分光光度计测其吸收峰值,据此确定各组分的名称。

【实验内容】

学生自行设计。

【实验结果】

计算公式与实验结果记录

$$肝脏的摄取率=\frac{正常或病理肝组织放射性\ cpm}{注入总放射性\ cpm}\times100\% \quad ①$$

$$血潴留率=\frac{血样放射性\ cpm\times20}{注入总放射性\ cpm}\times100\% \quad ②$$

将实验结果记录于表 3-8-1。

表 3-8-1 实验结果记录表

本底计数率(cpm)	0.1ml ^{131}I-RB 工作液计数率(cpm)	仪器计数效率(%)

实验组记录结果记录于表 3-8-2。

表 3-8-2 实验组记录结果

小白鼠编号	血样的计数率(cpm)	血液潴留率(%)	肝脏组织的计数率(cpm)	肝脏组织的重量(g)	肝脏摄取率(%)
1					
2					
3					
平均值					

对照组记录结果记录于表 3-8-3。

表 3-8-3　对照组记录结果

小白鼠编号	血样的计数率（cpm）	血液潴留率（%）	肝脏组织的计数率（cpm）	肝脏组织的重量（g）	肝脏摄取率（%）
1					
2					
3					
平均值					

【教师点评】

教师对学生的讨论情况和设计方案进行点评。

【学生作业】

学生以小组为单位,根据教师和学生讨论的情况,修改和完善设计方案,有条件的学校在教师的指导下可以进行实验。